MW01247808

Sleep Well, Live Better Proven Strategies for Restorative Sleep

నిద్ర బాగుంటే, జీవితం బాగుపడుతుంది: పునరుద్ధరణ నిద్ర కోసం నిరూపితమైన వ్యూహాలు

Ayesha Banerjee

TABLE OF CONTENT

Chapter 1: The Power of Sleep - Unveiling the Science Behind a Good Night's Rest   13

Explore the intricate link between sleep and overall health, well-being, and longevity.

Delve into the science of sleep cycles, hormones, and brain activity during sleep.

Discuss the consequences of sleep deprivation on physical and mental health.

Highlight the economic and societal benefits of prioritizing sleep.

Chapter 2: Understanding Your Sleep Needs - Demystifying Your Unique Sleep Clock   22

Introduce the concept of chronotypes and individual sleep requirements.

Provide tools and tests to help readers identify their chronotype and ideal sleep patterns.

Address common sleep myths and misconceptions related to sleep duration and quality.

Offer guidance on adjusting sleep schedules to align with natural rhythms.

Chapter 3: Building a Sleep Sanctuary - Optimizing Your Bedroom for Restful Nights   31

- Discuss the importance of creating a sleep-conducive environment.

- Offer practical tips on optimizing bedroom temperature, light, noise levels, and clutter.

- Recommend bedding and sleep accessories that promote comfort and relaxation.

- Address common bedroom concerns like sleep partners, pets, and technology distractions.

Chapter 4: Crafting a Sleep Ritual - Setting the Stage for Sweet Dreams   40

- Emphasize the importance of establishing a relaxing pre-sleep routine.

- Suggest calming activities like reading, meditation, or gentle stretching.

- Discuss the role of mindful practices like progressive muscle relaxation and deep breathing.

- Address common pre-sleep challenges like screen time, anxiety, and racing thoughts.

Chapter 5: Taming the Sleep Saboteurs - Conquering Common Sleep Disruptions 48

Identify and address common sleep problems like insomnia, sleep apnea, and nightmares.

Offer practical strategies for managing stress, anxiety, and depression that impact sleep.

Provide guidance on navigating travel-related sleep disruptions and jet lag.

Discuss how to handle external factors like noise, light, and temperature fluctuations.

Chapter 6: Fueling Your Sleep - The Best and Worst Foods for a Restful Night 57

Explore the connection between diet and sleep quality.

Recommend foods and beverages that promote relaxation and sleep initiation.

Identify foods and drinks that disrupt sleep and should be avoided before bed.

Discuss the role of caffeine, alcohol, and sugar in sleep regulation.

Chapter 7: Moving for Better Sleep - The Power of Exercise for Restful Nights   65

- Highlight the benefits of regular exercise for sleep improvement.
- Recommend effective exercise types and routines for promoting sleep.
- Provide guidance on timing exercise for optimal sleep benefits.
- Address concerns about excessive exercise and its impact on sleep.

Chapter 8: Living the Sleep Well Philosophy - Sustainable Strategies for Long-Term Sleep Success   73

- Recap the key principles and strategies covered throughout the book.
- Offer guidance on maintaining healthy sleep habits over time.
- Provide tools and resources for ongoing sleep tracking and progress monitoring.
- Emphasize the importance of self-compassion and seeking professional help if needed.

విషయసూచిక

అధ్యాయం 1: నిద్ర శక్తి - మంచి నిద్ర యొక్క శాస్త్రాన్ని బయటపెట్టడం

నిద్ర, మొత్తం ఆరోగ్యం, శ్రేయస్సు మరియు దీర్ఘాయువు మధ్య ఉన్న సంక్లిష్ట సంబంధాన్ని అన్వేషించండి.

నిద్ర చక్రాలు, హార్మోన్లు మరియు నిద్ర సమయంలో మెదడు కార్యకలాపాల శాస్త్రాన్ని పరిశీలించండి.

నిద్ర లేమి శారీరక మరియు మానసిక ఆరోగ్యంపై పరిణామాలను చర్చించండి.

నిద్రకు ప్రాధాన్యత ఇవ్వడం వల్ల కలిగే ఆర్థిక మరియు సామాజిక ప్రయోజనాలను హైలైట్ చేయండి.

అధ్యాయం 2: మీ నిద్ర అవసరాలను అర్థం చేసుకోవడం - మీ ప్రత్యేక నిద్ర గడియను డీమైస్టిఫై చేయడం

- క్రోనోటైప్‌లు మరియు వ్యక్తిగత నిద్ర అవసరాల భావనను పరిచయం చేయండి.
- పాఠకులు తమ క్రోనోటైప్ మరియు ఆదర్శవంతమైన నిద్ర నమూనాలను గుర్తించడానికి సహాయపడే సాధనాలు మరియు పరీక్షలను అందించండి.
- నిద్ర వ్యవధి మరియు నాణ్యతకు సంబంధించిన సాధారణ నిద్ర మిథ్‌లు మరియు అపోహలను పరిష్కరించండి.
- సహజ లయలతో సరిపోయేలా నిద్ర షెడ్యూల్‌లను సర్దుబాటు చేయడంలో మార్గదర్శకత్వం అందించండి.

అధ్యాయం 3: నిద్ర ఆశ్రయం నిర్మించడం - విశ్రాంతి రాత్రుల కోసం మీ పడకగదిని ఆప్టిమైజింగ్ చేయడం

నిద్రకు అనుకూలమైన వాతావరణాన్ని సృష్టించడం యొక్క ప్రాముఖ్యతను చర్చించండి.

పడకగది ఉష్ణోగ్రత, కాంతి, శబ్ద స్థాయిలు మరియు గందరగోళాన్ని ఆప్టిమైజింగ్ చేయడానికి ఆచరణాత్మక చిట్కాలను అందించండి.

సౌకర్యం మరియు విశ్రాంతిని ప్రోత్సహించే పడకలు మరియు నిద్ర ఉపకరణాలను సిఫారసు చేయండి.

నిద్ర భాగస్వాములు, పెంపుడు జంతువులు మరియు టెక్నాలజీ ఇబ్బందులు వంటి సాధారణ పడకగది సమస్యలను పరిష్కరించండి.

అధ్యాయం 4: నిద్ర రిచ్చ్యువల్ రూపకల్పన - తీపి కలలకు వేదిక సిద్ధం చేయడం

- రిలాక్సింగ్ ప్రీ-స్లీప్ రొటీన్‌ను ఏర్పాటు చేయడం యొక్క ప్రాముఖ్యతను నొక్కి చెప్పండి.
- పఠనం, ధ్యానం లేదా సున్నితమైన స్ట్రెచింగ్ వంటి ప్రశాంతమైన కార్యకలాపాలను సూచించండి.
- ప్రగతిశీల కండరాల విశ్రాంతి మరియు లోతైన శ్వాస వంటి మైండ్‌ఫుల్ అభ్యాసాల పాత్రను చర్చించండి.
- స్క్రీన్ టైమ్, ఆందోళన మరియు పరుగులు తొట్టే ఆలోచనల వంటి సాధారణ ప్రీ-స్లీప్ సవాళ్లను పరిష్కరించండి.

అధ్యాయం 5: నిద్ర శత్రువులను ఎదుర్కోవడం - సాధారణ నిద్ర విఘ్నాలను జయించడం

- నిద్రలేమి, స్లీప్ అప్నియా మరియు దుఃస్వప్నాలు వంటి సాధారణ నిద్ర సమస్యలను గుర్తించి పరిష్కరించండి.
- ఒత్తిడి, ఆందోళన మరియు నిద్రను ప్రభావితం చేసే నిరాశను నిర్వహించడానికి ఆచరణాత్మక వ్యూహాలను అందించండి.
- ప్రయాణ సంబంధిత నిద్ర విఘ్నాలు మరియు జెట్ ల్యాగ్‌లను ఎదుర్కోవడంలో మార్గదర్శకత్వం అందించండి.
- శబ్దం, కాంతి మరియు ఉష్ణోగ్రత మార్పులు వంటి బాహ్య కారకాలను ఎలా నిర్వహించాలో చర్చించండి.

అధ్యాయం 6: మీ నిద్రకు ఇంధనం - విశ్రాంతి రాత్రి కోసం ఉత్తమ మరియు చెత్త ఆహారాలు

ఆహారం మరియు నిద్ర నాణ్యత మధ్య సంబంధాన్ని అన్వేషించండి.

విశ్రాంతి మరియు నిద్ర ప్రారంభాన్ని ప్రోత్సహించే ఆహారాలు మరియు పానీయాలను సిఫారసు చేయండి.

నిద్రను ఛేదించే ఆహారాలు మరియు పానీయాలను గుర్తించి, పడుకునే ముందు వాటిని నివారించాలి.

నిద్ర నియంత్రణలో కెఫిన్, ఆల్కహాల్ మరియు చక్కెర పాత్రను చర్చించండి.

అధ్యాయం 7: మంచి నిద్ర కోసం కదలడం - విశ్రాంతి రాత్రుల కోసం వ్యాయామం యొక్క శక్తి

నిద్ర మెరుగుదేలడానికి క్రమం తప్పకుండా వ్యాయామం చేయడం యొక్క ప్రయోజనాలను హైలైట్ చేయండి.

నిద్రను ప్రోత్సహించడానికి ప్రభావవంతమైన వ్యాయామ రకాలు మరియు రొటీన్‌లను సిఫారసు చేయండి.

ఆప్టిమల్ నిద్ర ప్రయోజనాల కోసం వ్యాయామ సమయాన్ని ఎలా షెడ్యూల్ చేయాలి అనే దానిపై మార్గదర్శకత్వం అందించండి.

అధిక వ్యాయామం మరియు దాని నిద్ర ప్రభావం గురించి ఆందోళనలను పరిష్కరించండి.

అధ్యాయం 8: నిద్ర బాగుగా జీవించడం తత్వశాస్త్రం - దీర్ఘకాలిక నిద్ర విజయానికి సస్టైనబుల్ వ్యూహాలు

- పుస్తకంలో అంతటా కవర్ చేయబడిన ముఖ్య సూత్రాలు మరియు వ్యూహాలను రీకాప్ చేయండి.

- కాలక్రమేణా ఆరోగ్యకరమైన నిద్ర అలవాట్లను నిర్వహించడంలో మార్గదర్శకత్వం అందించండి.

- నిరంతర నిద్ర ట్రాకింగ్ మరియు పురోగతి పర్యవేక్షణ కోసం సాధనాలు మరియు వనరులను అందించండి.

- అవసరమైతే స్వీయ-కరుణ మరియు వృత్తిపరమైన సహాయాన్ని కోరడం యొక్క ప్రాముఖ్యతను నొక్కి చెప్పండి.

Chapter 1: The Power of Sleep - Unveiling the Science Behind a Good Night's Rest

అధ్యాయం 1: నిద్ర శక్తి - మంచి నిద్ర యొక్క శాస్త్రాన్ని బయటపెట్టడం

నిద్ర, మొత్తం ఆరోగ్యం, శ్రేయస్సు మరియు దీర్ఘాయువు మధ్య సంబంధం

నిద్ర అనేది మన జీవితంలో ఒక ముఖ్యమైన భాగం. ఇది మన శరీరం మరియు మనసును పునరుద్ధరించడానికి మరియు మన ఆరోగ్యాన్ని కాపాడుకోవడానికి అవసరం. నిద్ర లేకపోవడం వల్ల మన ఆరోగ్యం, శ్రేయస్సు మరియు దీర్ఘాయువుపై అనేక ప్రతికూల ప్రభావాలు ఉంటాయి.

నిద్ర మరియు ఆరోగ్యం

నిద్ర లేకపోవడం వల్ల అనేక ఆరోగ్య సమస్యలు వస్తాయి, వీటిలో ఉన్నాయి:

గుండె జబ్బులు

కొలెస్ట్రాల్ స్థాయిలు పెరగడం

ఊబకాయం

రక్తపోటు పెరగడం

డయాబెటిస్

మానసిక ఆరోగ్య సమస్యలు

స్మృతి లోపం

- నిర్ణయం తీసుకోవడంలో ఇబ్బంది

నిద్ర మరియు శ్రేయస్సు

నిద్ర లేకపోవడం వల్ల మన మానసిక మరియు భావోద్వేగ ఆరోగ్యంపై కూడా ప్రతికూల ప్రభావాలు ఉంటాయి. నిద్ర లేకపోవడం వల్ల మనం మరింత కోపంగా, చిరాకుగా మరియు నిరాశగా ఉంటాము. మనం దృష్టి పెట్టడం మరియు సమస్యలను పరిష్కరించడం కష్టతరం అవుతుంది.

నిద్ర మరియు దీర్ఘాయువు

నిద్ర లేకపోవడం వల్ల మన జీవితకాలం తగ్గే ప్రమాదం ఉంది. నిద్ర లేని వ్యక్తులు నిద్రపోయే వ్యక్తుల కంటే ముందుగానే చనిపోయే అవకాశం ఉంది.

నిద్రను మెరుగుపరచడానికి మార్గాలు

నిద్రను మెరుగుపరచడానికి అనేక మార్గాలు ఉన్నాయి. వీటిలో ఉన్నాయి:

- నిద్రకు ఒక నిర్దిష్ట సమయం మరియు సమయాన్ని పాటించండి
- నిద్రపోవడానికి ముందు కెఫిన్ మరియు ఆల్కహాల్ తినడానికి లేదా త్రాగడానికి దూరంగా ఉండండి
- నిద్రపోయే ముందు ప్రశాంతమైన కార్యకలాపాలలో పాల్గొనండి
- మీ గది చీకటిగా, నిశ్శబ్దంగా మరియు చల్లగా ఉంచండి
- మీ గదిలో టెలివిజన్ లేదా కంప్యూటర్ ఉంచవద్దు

నిద్రను మెరుగుపరచడం ద్వారా మన ఆరోగ్యం, శ్రేయస్సు మరియు దీర్ఘాయువును మెరుగుపరచవచ్చు.

నిద్ర చక్రాలు, హార్మోన్లు మరియు నిద్ర సమయంలో మెదడు కార్యకలాపాల శాస్త్రం

నిద్ర అనేది మన జీవితంలో ఒక ముఖ్యమైన భాగం. ఇది మన శరీరం మరియు మనసును పునరుద్ధరించడానికి మరియు మన ఆరోగ్యాన్ని కాపాడుకోవడానికి అవసరం. నిద్ర లేకపోవడం వల్ల మన ఆరోగ్యం, శ్రేయస్సు మరియు దీర్ఘాయువుపై అనేక ప్రతికూల ప్రభావాలు ఉంటాయి.

నిద్రను మరింత బాగా అర్థం చేసుకోవడానికి, నిద్ర చక్రాలు, హార్మోన్లు మరియు నిద్ర సమయంలో మెదడు కార్యకలాపాల శాస్త్రాన్ని పరిశీలించడం ముఖ్యం.

నిద్ర చక్రాలు

నిద్రను రెండు ప్రధాన దశలుగా విభజించవచ్చు: తేలికపాటి నిద్ర మరియు లోతైన నిద్ర. తేలికపాటి నిద్రలో, మనం కొంతవరకు జాగ్రత్తగా ఉంటాము మరియు మనకు ఏదైనా అలెర్ట్ చేస్తే మేల్కొలపవచ్చు. లోతైన నిద్రలో, మనం చాలా నిద్రపోతాము మరియు మనకు అలెర్ట్ చేయడం చాలా కష్టం.

నిద్ర చక్రాలు సుమారు 90 నిమిషాల నిడివిని కలిగి ఉంటాయి. ఒక నిద్ర చక్రంలో, మనం తేలికపాటి నిద్ర నుండి లోతైన నిద్రకు మరియు మళ్లీ తేలికపాటి నిద్రకు కదులుతాము.

నిద్ర హార్మోన్లు

నిద్రను నియంత్రించడంలో అనేక హార్మోన్లు పాత్ర పోషిస్తాయి. మెలటోనిన్ అనే హార్మోన్ మనకు నిద్రపోవడానికి

సహాయపడుతుంది. మెలాటోనిన్ ఉత్పత్తి సూర్యుడు అస్తమించడంతో పెరుగుతుంది మరియు సూర్యుడు ఉదయించడంతో తగ్గుతుంది.

అడ్రినలిన్ మరియు కోర్టిసాల్ అనే హార్మోన్లు మనకు మేల్కొలపడానికి సహాయపడతాయి. అడ్రినలిన్ ఒత్తిడితో సంబంధం కలిగి ఉంది, మరియు కోర్టిసాల్ అనేది ఒత్తిడి స్థాయిలను నియంత్రించడానికి సహాయపడే హార్మోన్.

నిద్ర సమయంలో మెదడు కార్యకలాపాలు

నిద్ర సమయంలో, మన మెదడు వివిధ విధాలుగా కార్యకలాపం చేస్తుంది. తేలికపాటి నిద్రలో, మెదడు కొత్త సమాచారాన్ని ప్రాసెస్ చేయడం మరియు గుర్తుంచుకోవడం కొనసాగిస్తుంది. లోతైన నిద్రలో, మెదడు శరీరాన్ని పునరుద్ధరించడానికి మరియు మరమ్మతు చేయడానికి దృష్టి పెడుతుంది.

నిద్ర లేమి శారీరక మరియు మానసిక ఆరోగ్యంపై పరిణామాలు

నిద్ర అనేది మన జీవితంలో ఒక ముఖ్యమైన భాగం. ఇది మన శరీరం మరియు మనసును పునరుద్ధరించడానికి మరియు మన ఆరోగ్యాన్ని కాపాడుకోవడానికి అవసరం. నిద్ర లేకపోవడం వల్ల మన ఆరోగ్యం, శ్రేయస్సు మరియు దీర్ఘాయువుపై అనేక ప్రతికూల ప్రభావాలు ఉంటాయి.

శారీరక ఆరోగ్యంపై నిద్ర లేమి యొక్క ప్రభావాలు

నిద్ర లేకపోవడం వల్ల శారీరక ఆరోగ్యంపై అనేక ప్రతికూల ప్రభావాలు ఉంటాయి, వీటిలో ఉన్నాయి:

- రోగనిరోధక శక్తి తగ్గుతుంది
- గుండె జబ్బులు, ఊబకాయం మరియు టైప్ 2 డయాబెటిస్ వంటి జీవనశైలి వ్యాధుల ప్రమాదం పెరుగుతుంది
- స్నాయువులు మరియు కీళ్ల నొప్పి మరియు వాపు పెరుగుతుంది
- అల్జీమర్స్, పార్కిన్సన్స్ మరియు డెమెన్షియా వంటి న్యూరోడిజెనరేటివ్ వ్యాధుల ప్రమాదం పెరుగుతుంది

మానసిక ఆరోగ్యంపై నిద్ర లేమి యొక్క ప్రభావాలు

నిద్ర లేకపోవడం వల్ల మానసిక ఆరోగ్యంపై కూడా అనేక ప్రతికూల ప్రభావాలు ఉంటాయి, వీటిలో ఉన్నాయి:

- మెమరీ మరియు కోసం సమస్యలు
- అవగాహన మరియు నిర్ణయం తీసుకోవడంలో ఇబ్బంది

ప్రతికూల భావోద్వేగాలు, ఉదాహరణకు ఆందోళన, ఒత్తిడి మరియు కోపం

ఆత్మహత్య ప్రమాదం పెరుగుతుంది

నిద్ర లేమి యొక్క ప్రభావాలను ఎలా తగ్గించాలి?

నిద్ర లేమి యొక్క ప్రభావాలను తగ్గించడానికి కొన్ని మార్గాలు ఉన్నాయి, వీటిలో ఉన్నాయి:

నిద్రకు ఒక నిర్దిష్ట సమయం మరియు సమయాన్ని పాటించండి

నిద్రపోవడానికి ముందు కెఫిన్ మరియు ఆల్కహాల్ తినడానికి లేదా త్రాగడానికి దూరంగా ఉండండి

నిద్రపోయే ముందు ప్రశాంతమైన కార్యకలాపాలలో పాల్గొనండి

మీ గది చీకటిగా, నిశ్శబ్దంగా మరియు చల్లగా ఉంచండి

మీ గదిలో టెలివిజన్ లేదా కంప్యూటర్ ఉంచవద్దు

నిద్ర లేమి ఒక సాధారణ సమస్య, కానీ దీన్ని నివారించడానికి మరియు దాని ప్రభావాలను తగ్గించడానికి చర్యలు తీసుకోవచ్చు.

నిద్రకు ప్రాధాన్యత ఇవ్వడం వల్ల కలిగే ఆర్థిక మరియు సామాజిక ప్రయోజనాలు

నిద్ర అనేది మన జీవితంలో ఒక ముఖ్యమైన భాగం. ఇది మన శరీరం మరియు మనసును పునరుద్ధరించడానికి మరియు మన ఆరోగ్యాన్ని కాపాడుకోవడానికి అవసరం. నిద్ర లేకపోవడం వల్ల మన ఆరోగ్యం, శ్రేయస్సు మరియు దీర్ఘాయువుపై అనేక ప్రతికూల ప్రభావాలు ఉంటాయి.

నిద్రకు ప్రాధాన్యత ఇవ్వడం వల్ల కలిగే అనేక ఆర్థిక మరియు సామాజిక ప్రయోజనాలు ఉన్నాయి.

ఆర్థిక ప్రయోజనాలు

- నిద్ర లేకపోవడం వల్ల ఉత్పాదకత తగ్గుతుంది. నిద్ర లేని వ్యక్తులు తక్కువ దృష్టిని పెట్టగలరు, తక్కువ సమయంలో పనులను పూర్తి చేయగలరు మరియు తప్పులు చేయడానికి ఎక్కువ అవకాశం ఉంది. ఒక అధ్యయనం ప్రకారం, నిద్ర లేని ఉద్యోగులు నిద్ర పోయే ఉద్యోగుల కంటే 1.9 రెట్లు ఎక్కువ పనిలో తప్పులు చేస్తారు.

- నిద్ర లేకపోవడం వల్ల ట్రాఫిక్ ప్రమాదాల ప్రమాదం పెరుగుతుంది. నిద్ర లేని డ్రైవర్లు తక్కువ శ్రద్ధ కేంద్రీకరించగలరు మరియు తక్కువ సమయంలో ప్రతిస్పందించగలరు. ఒక అధ్యయనం ప్రకారం, నిద్ర లేని డ్రైవర్లు నిద్ర పోయే డ్రైవర్ల కంటే 2.3 రెట్లు ఎక్కువ ప్రమాదాలకు గురవుతారు.

- నిద్ర లేకపోవడం వల్ల వ్యాపారాలకు నష్టం కలుగుతుంది. నిద్ర లేని ఉద్యోగులు తక్కువ ఉత్పాదకంగా ఉంటారు, ఇది వ్యాపారాలకు నష్టాన్ని కలిగిస్తుంది. ఒక అధ్యయనం ప్రకారం,

నిద్ర లేని ఉద్యోగుల వల్ల వ్యాపారాలకు సంవత్సరానికి సగటున $6,300 నష్టం కలుగుతుంది.

సామాజిక ప్రయోజనాలు

నిద్ర లేకపోవడం వల్ల వివాహాలు మరియు కుటుంబ సంబంధాలు దెబ్బతింటాయి. నిద్ర లేని వ్యక్తులు మరింత కోపంగా, చిరాకుగా మరియు విచారంగా ఉంటారు. ఇది వారి భాగస్వాములతో మరియు పిల్లలతో సంబంధాలను దెబ్బతీస్తుంది.

నిద్ర లేకపోవడం వల్ల ఆత్మహత్య ప్రమాదం పెరుగుతుంది. నిద్ర లేని వ్యక్తులు మరింత ఆందోళన, ఒత్తిడి మరియు నిరాశగా ఉంటారు. ఇది ఆత్మహత్య ప్రమాదాన్ని పెంచుతుంది.

నిద్ర లేకపోవడం వల్ల నేరాల సంఖ్య పెరుగుతుంది. నిద్ర లేని వ్యక్తులు మరింత కోపంగా, చిరాకుగా మరియు నిర్ణయం తీసుకోవడంలో ఇబ్బంది పడతారు.

Chapter 2: Understanding Your Sleep Needs - Demystifying Your Unique Sleep Clock

అధ్యాయం 2: మీ నిద్ర అవసరాలను అర్థం చేసుకోవడం - మీ ప్రత్యేక నిద్ర గడియను డీమైస్టిఫై చేయడం

క్రోనోటైప్‌లు మరియు వ్యక్తిగత నిద్ర అవసరాలు

నిద్ర అనేది మన జీవితంలో ఒక ముఖ్యమైన భాగం. ఇది మన శరీరం మరియు మనసును పునరుద్ధరించడానికి మరియు మన ఆరోగ్యాన్ని కాపాడుకోవడానికి అవసరం. ప్రతి వ్యక్తి ఒక ప్రత్యేకమైన క్రోనోటైప్‌ను కలిగి ఉంటారు, ఇది వారు ఎప్పుడు నిద్రపోతారు మరియు మేల్కొంటారు అనే దానిపై ప్రభావం చూపుతుంది. అదనంగా, ప్రతి వ్యక్తికి ఒక ప్రత్యేకమైన నిద్ర అవసరం ఉంటుంది.

క్రోనోటైప్‌లు

క్రోనోటైప్ అనేది ఒక వ్యక్తి తన నిద్ర-జాగృతి చక్రాన్ని ఎలా నిర్వహిస్తాడనే దానిపై ఒక జన్యుపరమైన ప్రభావం. క్రోనోటైప్‌లను మూడు ప్రధాన రకాలుగా విభజించవచ్చు:

- ఉదయం క్రోనోటైప్‌లు ఉదయం త్వరగా లేచి, సాయంత్రం చివరి వరకు జాగృతంగా ఉంటారు.
- అర్ధరాత్రి క్రోనోటైప్‌లు మధ్యరాత్రి లేదా సూర్యోదయం తర్వాత లేచి, సాయంత్రం ముందుగానే నిద్రపోతారు.

అర్ధరాత్రి క్రోనోటైప్‌లు ఉదయం మధ్యలో లేచి, సాయంత్రం మధ్యలో నిద్రపోతారు.

క్రోనోటైప్‌లు మన నిద్ర-జాగృతి చక్రాన్ని ఎలా నిర్వహిస్తాయనే దానిపై ప్రభావం చూపుతాయి. ఉదాహరణకు, ఉదయం క్రోనోటైప్‌లు ఉదయం త్వరగా లేచి పని చేయడానికి మరియు ఉత్పాదకంగా ఉండటానికి మంచి అవకాశం ఉంది. అర్ధరాత్రి క్రోనోటైప్‌లు సాయంత్రం లేదా రాత్రిపూట పని చేయడానికి మరియు ఉత్పాదకంగా ఉండటానికి మంచి అవకాశం ఉంది.

వ్యక్తిగత నిద్ర అవసరాలు

ప్రతి వ్యక్తికి ఒక ప్రత్యేకమైన నిద్ర అవసరం ఉంటుంది. ఈ అవసరం వ్యక్తి యొక్క వయస్సు, ఆరోగ్యం మరియు జీవనశైలిపై ఆధారపడి ఉంటుంది.

సాధారణంగా, పిల్లలు మరియు కౌమారదశలో ఉన్న వ్యక్తులు పెద్దల కంటే ఎక్కువ నిద్ర అవసరం. పిల్లలు రోజుకు సుమారు 10-12 గంటల నిద్ర అవసరం, కౌమారదశలో ఉన్న వ్యక్తులు రోజుకు 8-10 గంటల నిద్ర అవసరం. పెద్దలకు రోజుకు 7-8 గంటల నిద్ర అవసరం.

నిద్ర అవసరం లేకపోవడం వల్ల అనేక ఆరోగ్య సమస్యలు వస్తాయి, వీటిలో ఉన్నాయి:

నిద్రలేమి

ఆందోళన

ఒత్తిడి

- కేంద్రీకరణ సమస్యలు
- మెమరీ సమస్యలు

పాఠకులు తమ క్రోనోటైప్ మరియు ఆదర్శవంతమైన నిద్ర నమూనాలను గుర్తించడానికి సహాయపడే సాధనాలు మరియు పరీక్షలు

నిద్ర అనేది మన ఆరోగ్యానికి చాలా ముఖ్యమైనది. ఇది మన శరీరం మరియు మనసును పునరుద్ధరించడానికి మరియు మన ఆరోగ్యాన్ని కాపాడుకోవడానికి అవసరం. ప్రతి వ్యక్తి ఒక ప్రత్యేకమైన క్రోనోటైప్‌ను కలిగి ఉంటారు, ఇది వారు ఎప్పుడు నిద్రపోతారు మరియు మేల్కొంటారు అనే దానిపై ప్రభావం చూపుతుంది. అదనంగా, ప్రతి వ్యక్తికి ఒక ప్రత్యేకమైన నిద్ర అవసరం ఉంటుంది.

పాఠకులు తమ క్రోనోటైప్ మరియు ఆదర్శవంతమైన నిద్ర నమూనాలను గుర్తించడానికి సహాయపడే కొన్ని సాధనాలు మరియు పరీక్షలు ఇక్కడ ఉన్నాయి:

క్రోనోటైప్ టెస్ట్

క్రోనోటైప్ టెస్ట్ అనేది ఒక వ్యక్తి తన నిద్ర-జాగృతి చక్రాన్ని ఎలా నిర్వహిస్తారనే దానిపై సమాచారాన్ని అందించే ఒక పరీక్ష. ఈ పరీక్షలు సాధారణంగా ఆన్‌లైన్‌లో లభిస్తాయి మరియు పూర్తి చేయడానికి కొన్ని నిమిషాలు పడుతుంది.

నిద్ర డైరీ

నిద్ర డైరీ అనేది ఒక వ్యక్తి తమ నిద్ర అలవాట్లను ట్రాక్ చేయడానికి ఉపయోగించే ఒక రికార్డు. ఈ డైరీలో, వారు నిద్రపోయే సమయం, మేల్కొనే సమయం, మరియు నిద్రపోయే ముందు మరియు తర్వాత వారు ఏమి చేశారో

రికార్డు చేస్తారు. ఈ సమాచారాన్ని ఉపయోగించి, వారు తమ నిద్ర అలవాట్లలో ఏవైనా పక్షపాతాలను గుర్తించవచ్చు.

నిద్ర ల్యాబ్ పరీక్ష

నిద్ర ల్యాబ్ పరీక్ష అనేది ఒక వ్యక్తి యొక్క నిద్రను కేంద్రీకృతంగా పరిశీలించడానికి ఉపయోగించే ఒక పరీక్ష. ఈ పరీక్షలో, వ్యక్తిని ఒక నిద్ర ల్యాబ్‌లో ఒక రాత్రి ఉంచుతారు మరియు వారి నిద్ర యొక్క అన్ని అంశాలను రికార్డ్ చేస్తారు. ఈ సమాచారాన్ని ఉపయోగించి, నిపుణులు వ్యక్తి యొక్క క్రోనోటైప్ మరియు ఆదర్శవంతమైన నిద్ర నమూనాను నిర్ణయించవచ్చు.

నిద్ర వ్యవధి మరియు నాణ్యతకు సంబంధించిన సాధారణ నిద్ర మిథ్‌లు మరియు అపోహలు

నిద్ర అనేది మన ఆరోగ్యానికి చాలా ముఖ్యమైనది. ఇది మన శరీరం మరియు మనసును పునరుద్ధరించడానికి మరియు మన ఆరోగ్యాన్ని కాపాడుకోవడానికి అవసరం. నిద్ర లేకపోవడం వల్ల అనేక ఆరోగ్య సమస్యలు వస్తాయి, వీటిలో ఉన్నాయి:

నిద్రలేమి

ఆందోళన

ఒత్తిడి

కేంద్రీకరణ సమస్యలు

మెమరీ సమస్యలు

నిద్ర గురించి అనేక మిథ్‌లు మరియు అపోహలు ఉన్నాయి. ఈ మిథ్‌లు మరియు అపోహలు మన నిద్ర ఆరోగ్యం గురించి తప్పు ధోరణిని కలిగిస్తాయి.

నిద్ర మిథ్ 1: ఏ వయస్సులో ఉన్న వ్యక్తికైనా 7-8 గంటల నిద్ర అవసరం

నిజం: ప్రతి వ్యక్తికి ఒక ప్రత్యేకమైన నిద్ర అవసరం ఉంటుంది. ఈ అవసరం వ్యక్తి యొక్క వయస్సు, ఆరోగ్యం మరియు జీవనశైలిపై ఆధారపడి ఉంటుంది.

పిల్లలు మరియు కౌమారదశలో ఉన్న వ్యక్తులు పెద్దల కంటే ఎక్కువ నిద్ర అవసరం. పిల్లలు రోజుకు సుమారు 10-12

గంటల నిద్ర అవసరం, కౌమారదశలో ఉన్న వ్యక్తులు రోజుకు 8-10 గంటల నిద్ర అవసరం. పెద్దలకు రోజుకు 7-8 గంటల నిద్ర అవసరం.

నిద్ర మిథ్ 2: నిద్రపోయే ముందు టీ లేదా కాఫీ తాగడం నిద్రను మెరుగుపరుస్తుంది

నిజం: నిద్రపోయే ముందు టీ లేదా కాఫీ తాగడం నిద్రను దెబ్బతీస్తుంది. టీ మరియు కాఫీలో కెఫిన్ ఉంటుంది, ఇది మెదడును ఉత్తేజపరుస్తుంది మరియు నిద్రను కష్టతరం చేస్తుంది.

నిద్ర మిథ్ 3: నిద్రపోయే ముందు శారీరక శ్రమ నిద్రను మెరుగుపరుస్తుంది

నిజం: నిద్రపోయే ముందు తీవ్రమైన శారీరక శ్రమ నిద్రను దెబ్బతీస్తుంది. శారీరక శ్రమ మెదడును ఉత్తేజపరుస్తుంది మరియు నిద్రను కష్టతరం చేస్తుంది. అయితే, మధ్యస్థ శారీరక శ్రమ నిద్రను మెరుగుపరుస్తుంది.

నిద్ర మిథ్ 4: నిద్రపోయే ముందు వీడియో గేమ్స్ ఆడటం నిద్రను మెరుగుపరుస్తుంది

నిజం: నిద్రపోయే ముందు వీడియో గేమ్స్ ఆడటం నిద్రను దెబ్బతీస్తుంది. వీడియో గేమ్స్ మెదడును ఉత్తేజపరుస్తాయి మరియు నిద్రను కష్టతరం చేస్తాయి.

సహజ లయలతో సరిపోయేలా నిద్ర షెడ్యూల్లను సర్దుబాటు చేయడంలో మార్గదర్శకత్వం

నిద్ర అనేది మన ఆరోగ్యానికి చాలా ముఖ్యమైనది. ఇది మన శరీరం మరియు మనసును పునరుద్ధరించడానికి మరియు మన ఆరోగ్యాన్ని కాపాడుకోవడానికి అవసరం. నిద్ర లేకపోవడం వల్ల అనేక ఆరోగ్య సమస్యలు వస్తాయి, వీటిలో ఉన్నాయి:

నిద్రలేమి

ఆందోళన

ఒత్తిడి

కేంద్రీకరణ సమస్యలు

మెమరీ సమస్యలు

మానవ శరీరం సహజ లయలతో పనిచేస్తుంది, ఇవి ఒక రోజులో 24 గంటల కాలంలో మారుతూ ఉంటాయి. ఈ లయలను క్రమబద్ధీకరించే హార్మోన్లను జీర్ణక్రియ, శరీర ఉష్ణోగ్రత మరియు నిద్రను నియంత్రించడానికి ఉపయోగిస్తారు.

మన నిద్ర షెడ్యూల్లను ఈ సహజ లయలతో సరిపోయేలా సర్దుబాటు చేయడం ద్వారా, మనం మంచి నిద్రను పొందడానికి మరియు మన ఆరోగ్యాన్ని మెరుగుపరచడానికి సహాయపడుతుంది.

సహజ లయలతో సరిపోయేలా నిద్ర షెడ్యూల్లను సర్దుబాటు చేయడానికి కొన్ని చిట్కాలు ఇక్కడ ఉన్నాయి:

- ప్రతిరోజూ ఒకే సమయానికి నిద్రపోవడానికి మరియు మేల్కొనడానికి ప్రయత్నించండి. ఇది మీ శరీరానికి నిద్ర-జాగృతి చక్రాన్ని స్థిరపరచడంలో సహాయపడుతుంది.

- పగలు నిద్రపోవడానికి దూరంగా ఉండండి. పగలు నిద్రపోవడం వల్ల రాత్రి నిద్రపోవడం కష్టం అవుతుంది.

- రాత్రిపూట మీ గదిని చీకటిగా, నిశ్శబ్దంగా మరియు చల్లగా ఉంచండి. ఈ పరిస్థితులు మీ శరీరానికి నిద్రకు సిద్ధమవ్వడంలో సహాయపడతాయి.

- నిద్రపోయే ముందు కెఫిన్ మరియు ఆల్కహాల్ తినకుండా ఉండండి. ఈ పదార్థాలు మీ నిద్రను దెబ్బతీస్తాయి.

- నిద్రపోయే ముందు శారీరక శ్రమ చేయండి. అయితే, నిద్రపోయే చాలా దగ్గరగా శారీరక శ్రమ చేయవద్దు.

- నిద్రపోయే ముందు రిలాక్స్ చేయడానికి కొంత సమయాన్ని కేటాయించండి. ఒక స్నానం తీసుకోవడం, ఒక పుస్తకం చదవడం లేదా మెడిటేట్ చేయడం వంటివి మీకు సహాయపడతాయి.

ఈ చిట్కాలను అనుసరించడం ద్వారా, మీరు మీ సహజ లయలతో సరిపోయేలా మీ నిద్ర షెడ్యూల్‌ను సర్దుబాటు చేయడంలో సహాయపడవచ్చు.

Chapter 3: Building a Sleep Sanctuary - Optimizing Your Bedroom for Restful Nights

అధ్యాయం 3: నిద్ర ఆశ్రయం నిర్మించడం - విశ్రాంతి రాత్రుల కోసం మీ పడకగదిని ఆప్టిమైజింగ్ చేయడం

నిద్రకు అనుకూలమైన వాతావరణాన్ని సృష్టించడం యొక్క ప్రాముఖ్యత

నిద్ర అనేది మన ఆరోగ్యానికి చాలా ముఖ్యమైనది. ఇది మన శరీరం మరియు మనసును పునరుద్ధరించడానికి మరియు మన ఆరోగ్యాన్ని కాపాడుకోవడానికి అవసరం. నిద్ర లేకపోవడం వల్ల అనేక ఆరోగ్య సమస్యలు వస్తాయి, వీటిలో ఉన్నాయి:

నిద్రలేమి

ఆందోళన

ఒత్తిడి

కేంద్రీకరణ సమస్యలు

మెమరీ సమస్యలు

నిద్రకు అనుకూలమైన వాతావరణాన్ని సృష్టించడం ద్వారా, మనం మంచి నిద్రను పొందడానికి మరియు మన ఆరోగ్యాన్ని మెరుగుపరచడానికి సహాయపడుతుంది.

నిద్రకు అనుకూలమైన వాతావరణాన్ని సృష్టించడానికి కొన్ని చిట్కాలు ఇక్కడ ఉన్నాయి:

- మీ గదిని చీకటిగా ఉంచండి. చీకటి మీ శరీరానికి మెలటోనిన్ అనే హార్మోన్ను ఉత్పత్తి చేయడానికి సహాయపడుతుంది, ఇది నిద్రకు దారితీస్తుంది.

- మీ గదిని నిశ్శబ్దంగా ఉంచండి. శబ్దాలు నిద్రను దెబ్బతీస్తాయి.

- మీ గదిని చల్లగా ఉంచండి. శరీర ఉష్ణోగ్రత తగ్గడం నిద్రకు దారితీస్తుంది.

- మీ గదిలో రిలాక్స్ చేయడానికి సహాయపడే వాతావరణాన్ని సృష్టించండి. మీకు ఇష్టమైన సుగంధాలు లేదా శబ్దాలను ఉపయోగించండి.

నిద్రకు అనుకూలమైన వాతావరణాన్ని సృష్టించడం యొక్క ప్రాముఖ్యతను కొన్ని విధాలుగా వివరించవచ్చు:

- నిద్రకు అనుకూలమైన వాతావరణం మీ శరీరానికి నిద్రకు సిద్ధమవ్వడంలో సహాయపడుతుంది. చీకటి, నిశ్శబ్దం మరియు చల్లని వాతావరణం మెలటోనిన్ ఉత్పత్తిని పెంచుతుంది, ఇది నిద్రకు దారితీస్తుంది.

- నిద్రకు అనుకూలమైన వాతావరణం నిద్రను మెరుగుపరుస్తుంది. చీకటి, నిశ్శబ్దం మరియు చల్లని వాతావరణం నిద్రను అంతరాయం కలగకుండా ఉంచడంలో సహాయపడుతుంది.

- నిద్రకు అనుకూలమైన వాతావరణం మీరు మరింత రిలాక్స్గా మరియు రిఫ్రెష్గా నిద్రలేవడానికి సహాయపడుతుంది.

నిద్రకు అనుకూలమైన వాతావరణాన్ని సృష్టించడం ద్వారా, మీరు మంచి నిద్రను పొందడానికి మరియు మీ ఆరోగ్యాన్ని మెరుగుపరచడానికి సహాయపడుతుంది.

పడకగది ఉష్ణోగ్రత, కాంతి, శబ్ద స్థాయిలు మరియు గందరగోళాన్ని ఆప్టిమైజింగ్ చేయడానికి ఆచరణాత్మక చిట్కాలు

నిద్ర అనేది మన ఆరోగ్యానికి చాలా ముఖ్యమైనది. ఇది మన శరీరం మరియు మనసును పునరుద్ధరించడానికి మరియు మన ఆరోగ్యాన్ని కాపాడుకోవడానికి అవసరం. నిద్ర లేకపోవడం వల్ల అనేక ఆరోగ్య సమస్యలు వస్తాయి, వీటిలో ఉన్నాయి:

- నిద్రలేమి
- ఆందోళన
- ఒత్తిడి
- కేంద్రీకరణ సమస్యలు
- మెమరీ సమస్యలు

నిద్రకు అనుకూలమైన వాతావరణాన్ని సృష్టించడం ద్వారా, మనం మంచి నిద్రను పొందడానికి మరియు మన ఆరోగ్యాన్ని మెరుగుపరచడానికి సహాయపడుతుంది.

పడకగది ఉష్ణోగ్రత

మన శరీర ఉష్ణోగ్రత రాత్రిపూట తగ్గుతుంది, ఇది నిద్రకు దారితీస్తుంది. మీ పడకగది ఉష్ణోగ్రత 60 డిగ్రీల ఫారెన్హీట్ (15 డిగ్రీల సెల్సియస్) లోపు ఉండేలా చూసుకోండి.

పడకగది కాంతి

చీకటి మీ శరీరానికి మెలటోనిన్ అనే హార్మోన్ను ఉత్పత్తి చేయడానికి సహాయపడుతుంది, ఇది నిద్రకు దారితీస్తుంది. మీ పడకగదిని చీకటిగా ఉంచడానికి మీరు చేయగలిగే కొన్ని విషయాలు ఇక్కడ ఉన్నాయి:

పడకగది తలుపులు మరియు కిటికీలను మూసివేయండి.

పడకగదిలోని ఏవైనా కృత్రిమ వెలుతురు వనరులను ఆపివేయండి.

నిద్రపోయే ముందు ఒక గంట ముందు టెలివిజన్ లేదా మీ కంప్యూటర్ను చూడటం మానుకోండి.

పడకగది శబ్ద స్థాయిలు

శబ్దాలు నిద్రను అంతరాయం కలగకుండా ఉంచుతాయి. మీ పడకగదిని నిశ్శబ్దంగా ఉంచడానికి మీరు చేయగలిగే కొన్ని విషయాలు ఇక్కడ ఉన్నాయి:

పడకగదిని శబ్ద వనరుల నుండి దూరంగా ఉంచండి.

పడకగది ద్వారాలకు మరియు కిటికీలకు శబ్ద నిరోధక తెరలు లేదా గోడపత్రికలను జోడించండి.

శబ్ద నిరోధక ఎయిర్కండీషనర్ లేదా ఫ్యాన్ను ఉపయోగించండి.

పడకగది గందరగోళం

పడకగదిని ఆకర్షణీయంగా మరియు రిలాక్సింగ్గా ఉంచడం ముఖ్యం. మీ పడకగదిని గందరగోళంగా ఉంచడం నిద్రను అంతరాయం కలగకుండా ఉంచుతుంది.

సౌకర్యం మరియు విశ్రాంతిని ప్రోత్సహించే పడకలు మరియు నిద్ర ఉపకరణాలను సిఫారసు చేయండి.

నిద్ర అనేది మన ఆరోగ్యానికి చాలా ముఖ్యమైనది. ఇది మన శరీరం మరియు మనసును పునరుద్ధరించడానికి మరియు మన ఆరోగ్యాన్ని కాపాడుకోవడానికి అవసరం. మంచి నిద్ర పొందడానికి, మీరు సౌకర్యవంతమైన పడక మరియు మీ నిద్రను మెరుగుపరచడానికి సహాయపడే నిద్ర ఉపకరణాలను కలిగి ఉండటం ముఖ్యం.

పడకలు

సౌకర్యవంతమైన పడక ఎంచుకోవడం మంచి నిద్రకు చాలా ముఖ్యం. మీరు మీకు సరైన పడకను ఎంచుకోవడానికి ముందు, మీరు పరిగణించవలసిన కొన్ని అంశాలు ఇక్కడ ఉన్నాయి:

- పడక యొక్క పరిమాణం: మీరు ఒంటరిగా నిద్రపోతున్నారా లేదా భాగస్వామితో నిద్రపోతున్నారా అనే దానిపై ఆధారపడి, మీకు సరైన పరిమాణంలో పడక అవసరం.
- పడక యొక్క మద్ధతు: మీరు మీ వెనుక, భుజాలు లేదా మెడలో నొప్పితో బాధపడుతున్నారా అనే దానిపై ఆధారపడి, మీకు సరైన మద్ధతును అందించే పడక అవసరం.
- పడక యొక్క స్థితిస్థాపకత: మీరు మృదువైన లేదా గట్టి పడకను ఇష్టపడతారనే దానిపై ఆధారపడి, మీకు సరైన స్థితిస్థాపకతను కలిగి ఉన్న పడక అవసరం.

నిద్ర ఉపకరణాలు

మీ నిద్రను మెరుగుపరచడానికి సహాయపడే అనేక నిద్ర ఉపకరణాలు అందుబాటులో ఉన్నాయి. కొన్ని సాధారణ ఉదాహరణలు ఇక్కడ ఉన్నాయి:

నిద్ర మాట్లు: నిద్ర మాట్లు మీకు సౌకర్యవంతమైన మరియు స్థిరమైన స్థానాన్ని అందిస్తాయి.

నిద్ర హెడ్‌బెండ్లు: నిద్ర హెడ్‌బెండ్లు మీ మెడ మరియు భుజాలకు మద్దతును అందిస్తాయి.

నిద్ర ముసాయిదాలు: నిద్ర ముసాయిదాలు మీ కళ్లను చీకటిగా ఉంచడంలో సహాయపడతాయి, ఇది మెలటోనిన్ ఉత్పత్తిని ప్రోత్సహిస్తుంది.

నిద్ర శబ్దాలు: నిద్ర శబ్దాలు మీరు నిద్రపోయేటప్పుడు శబ్దాలను స్థిరీకరించడంలో సహాయపడతాయి.

నిద్ర ట్రాకింగ్ డివైసెస్: నిద్ర ట్రాకింగ్ డివైసెస్ మీ నిద్ర పాటవాలను ట్రాక్ చేయడంలో మీకు సహాయపడతాయి, ఇది మీ నిద్రను మెరుగుపరచడానికి మీకు సహాయపడే మార్గాలను గుర్తించడానికి మీకు సహాయపడతాయి.

నిద్ర భాగస్వాములు, పెంపుడు జంతువులు మరియు టెక్నాలజీ ఇబ్బందులు వంటి సాధారణ పడకగది సమస్యలను పరిష్కరించండి.

నిద్ర అనేది మన ఆరోగ్యానికి చాలా ముఖ్యమైనది. ఇది మన శరీరం మరియు మనసును పునరుద్ధరించడానికి మరియు మన ఆరోగ్యాన్ని కాపాడుకోవడానికి అవసరం. మంచి నిద్రపొందడానికి, మన పడకగది సౌకర్యంగా మరియు విశ్రాంతినిచ్చేలా ఉండాలి. అయితే, కొన్ని సాధారణ పడకగది సమస్యలు మంచి నిద్రను అడ్డుకుంటాయి.

నిద్ర భాగస్వాముల సమస్యలు

ఒక నిద్ర భాగస్వామితో నిద్రపోవడం అనేది చాలా ఆనందదాయకమైన అనుభవం కావచ్చు. అయితే, కొన్నిసార్లు, నిద్ర భాగస్వాముల మధ్య సమస్యలు తలెత్తుతాయి. ఈ సమస్యలలో కొన్ని:

- భిన్నమైన నిద్ర అవసరాలు: ఒకరు రాత్రిపూట త్వరగా నిద్రపోయి ఉదయం త్వరగా లేస్తే, మరొకరు మధ్యాహ్నం వరకు నిద్రపోతే, ఇది సమస్యలకు దారితీస్తుంది.
- శబ్దం లేదా కదలిక: నిద్ర భాగస్వామి శబ్దం చేస్తే లేదా కదలిక చేస్తే, ఇది మరొకరి నిద్రను అంతరాయం కలిగిస్తుంది.
- వివిధ నిద్ర రుగ్మతలు: ఒకరు నిద్రలేమితో బాధపడుతుంటే, మరొకరు రాత్రిపూట చాలా ఎక్కువసేపు నిద్రపోతే, ఇది సమస్యలకు దారితీస్తుంది.

నిద్ర భాగస్వాముల సమస్యలను పరిష్కరించడానికి కొన్ని చిట్కాలు ఇక్కడ ఉన్నాయి:

మీ నిద్ర అవసరాలను చర్చించండి: మీరు మరియు మీ భాగస్వామి ఏ సమయంలో నిద్రపోవడానికి మరియు లేవడానికి ఇష్టపడతారో చర్చించండి. మీరు ఒకే లక్ష్యానికి చేరుకోగలిగితే, మీరు ఇద్దరూ మంచి నిద్రపోయే అవకాశం ఉంటుంది.

శబ్దం మరియు కదలికను తగ్గించండి: నిద్రపోయే ముందు శబ్దం మరియు కదలికను తగ్గించడానికి ప్రయత్నించండి. రాత్రిపూట శబ్దం చేయకుండా ఉండటానికి మీ భాగస్వామికి తెలియజేయండి.

నిద్ర రుగ్మతలను చికిత్స చేయండి: మీరు లేదా మీ భాగస్వామికి నిద్ర రుగ్మత ఉంటే, దీనిని చికిత్స చేయడానికి మీ వైద్యుడితో మాట్లాడండి.

Chapter 4: Crafting a Sleep Ritual - Setting the Stage for Sweet Dreams

అధ్యాయం 4: నిద్ర రిచ్చుయల్ రూపకల్పన - తీపి కలలకు వేదిక సిద్ధం చేయడం

రిలాక్సింగ్ ప్రీ-స్లీప్ రొటీన్‌ను ఏర్పాటు చేయడం యొక్క ప్రాముఖ్యత

నిద్ర అనేది మన ఆరోగ్యానికి చాలా ముఖ్యమైనది. ఇది మన శరీరం మరియు మనసును పునరుద్ధరించడానికి మరియు మన ఆరోగ్యాన్ని కాపాడుకోవడానికి అవసరం. మంచి నిద్రపొందడానికి, మనం ఒక రిలాక్సింగ్ ప్రీ-స్లీప్ రొటీన్‌ను ఏర్పాటు చేయడం చాలా ముఖ్యం.

రిలాక్సింగ్ ప్రీ-స్లీప్ రొటీన్ మీ శరీరానికి మరియు మనసుకు నిద్రకు సిద్ధమవడానికి సహాయపడుతుంది. ఇది మీకు మంచి నిద్రను పొందడంలో సహాయపడుతుంది మరియు నిద్రలేమిని నివారించడంలో సహాయపడుతుంది.

రిలాక్సింగ్ ప్రీ-స్లీప్ రొటీన్‌లో చేర్చగలిగే కొన్ని విషయాలు ఇక్కడ ఉన్నాయి:

- ఒక స్నానం తీసుకోండి లేదా షవర్ తీసుకోండి: వెచ్చని నీరు మీ శరీరాన్ని మరియు మనసును ప్రశాంతం చేయడంలో సహాయపడుతుంది.
- ఒక పుస్తకం చదవండి లేదా మీకు ఇష్టమైన సంగీతాన్ని వినండి: మీకు ఇష్టమైన కార్యకలాపాలు మీరు రిలాక్స

అవ్వడంలో మరియు నిద్రపోయేందుకు మీ మనస్సును సిద్ధం చేయడంలో సహాయపడతాయి.

మీరు ఏమి ఆందోళన చెందుతున్నారో రాయండి: మీ ఆలోచనలను వ్రాయడం వాటిని బయటకు తీయడంలో మరియు మీరు నిద్రపోయేటప్పుడు వాటి గురించి ఆందోళన చెందకుండా ఉండటంలో సహాయపడుతుంది.

మీకు ఉత్తమంగా పనిచేసే రిలాక్సింగ్ ప్రీ-స్లీప్ రొటీన్ను కనుగొనడానికి ప్రయత్నించండి. మీరు ప్రతిరోజూ ఒకే సమయంలో నిద్రపోవడానికి మరియు లేవడానికి ప్రయత్నించండి. ఇది మీ శరీరానికి నిద్ర-జాగృతి చక్రాన్ని స్థిరీకరించడంలో సహాయపడుతుంది.

రిలాక్సింగ్ ప్రీ-స్లీప్ రొటీన్ను ఏర్పాటు చేయడం ద్వారా, మీరు మంచి నిద్రను పొందడానికి మరియు మీ ఆరోగ్యాన్ని మెరుగుపరచడానికి మార్గం సుగమం చేయవచ్చు.

పఠనం, ధ్యానం లేదా సున్నితమైన స్ట్రెచింగ్ వంటి ప్రశాంతమైన కార్యకలాపాలను సూచించండి.

నిద్ర అనేది మన ఆరోగ్యానికి చాలా ముఖ్యమైనది. ఇది మన శరీరం మరియు మనసును పునరుద్ధరించడానికి మరియు మన ఆరోగ్యాన్ని కాపాడుకోవడానికి అవసరం. మంచి నిద్రపొందడానికి, మనం ఒక రిలాక్సింగ్ ప్రీ-స్లీప్ రొటీన్‌ను ఏర్పాటు చేయడం చాలా ముఖ్యం.

పఠనం, ధ్యానం లేదా సున్నితమైన స్ట్రెచింగ్ వంటి ప్రశాంతమైన కార్యకలాపాలు మీకు మంచి నిద్రపోవడంలో సహాయపడతాయి. ఈ కార్యకలాపాలు మీ శరీరాన్ని మరియు మనసును ప్రశాంతం చేయడంలో సహాయపడతాయి, ఇది నిద్రకు సిద్ధమవడానికి సహాయపడుతుంది.

పఠనం

పఠనం అనేది మీ మనస్సును ప్రశాంతం చేయడానికి మరియు మీరు రిలాక్స్ అవ్వడానికి సహాయపడే ఒక గొప్ప మార్గం. మీకు ఇష్టమైన పుస్తకం లేదా మ్యాగజైన్‌ను ఎంచుకోండి మరియు మీ గదిలో ఒక నిశ్శబ్దమైన ప్రదేశంలో కూర్చోండి. మీరు ఒక ధ్వని పుస్తకాన్ని కూడా వినవచ్చు.

ధ్యానం

ధ్యానం అనేది మీ మనస్సును ప్రస్తుత క్షణంలో దృష్టి పెట్టడానికి సహాయపడే ఒక ప్రాచీన పద్ధతి. మీరు మీ శ్వాసపై దృష్టి పెట్టడం నుండి ప్రారంభించవచ్చు లేదా మీరు ఏదైనా మంత్రం లేదా ధ్యానాన్ని ఉపయోగించవచ్చు.

సున్నితమైన స్ట్రెచింగ్

సున్నితమైన స్ట్రెచింగ్ అనేది మీ శరీరాన్ని ప్రశాంతం చేయడానికి మరియు మీ కండరాలను వదులు చేయడానికి సహాయపడే మరొక గొప్ప మార్గం. మీరు మీ గదిలో ఒక నిశ్శబ్దమైన ప్రదేశంలో కూర్చోండి మరియు మీ శరీరాన్ని మెత్తగా చాచండి.

మీకు ఉత్తమంగా పనిచేసే ప్రశాంతమైన కార్యకలాపాన్ని కనుగొనడానికి ప్రయత్నించండి. మీరు ప్రతిరోజూ ఒకే కార్యకలాపాన్ని చేయడానికి ప్రయత్నించవచ్చు లేదా మీరు వివిధ కార్యకలాపాలను కలపవచ్చు.

మీరు ఈ కార్యకలాపాలను ప్రయత్నించినప్పుడు, మీరు మీరు ఎంత రిలాక్స్ అవుతున్నారో మరియు మీరు మంచి నిద్రపోయే సామర్థ్యం ఎంత మెరుగుపడుతుందో గమనించండి.

ప్రగతిశీల కండరాల విశ్రాంతి మరియు లోతైన శ్వాస వంటి మైండ్‌ఫుల్ అభ్యాసాల పాత్ర

నిద్ర అనేది మన ఆరోగ్యానికి చాలా ముఖ్యమైనది. ఇది మన శరీరం మరియు మనసును పునరుద్ధరించడానికి మరియు మన ఆరోగ్యాన్ని కాపాడుకోవడానికి అవసరం. మంచి నిద్రపొందడానికి, మనం శారీరకంగా మరియు మానసికంగా ప్రశాంతంగా ఉండాలి.

ప్రగతిశీల కండరాల విశ్రాంతి మరియు లోతైన శ్వాస వంటి మైండ్‌ఫుల్ అభ్యాసాలు మన శారీరక మరియు మానసిక ప్రశాంతతను పెంచడంలో సహాయపడతాయి. ఈ అభ్యాసాలు మనకు శరీరంలోని ప్రతి కండరాలను గుర్తించడం మరియు వదులు చేయడం నేర్పిస్తాయి. ఇది మన శరీరంలోని ఒత్తిడిని తగ్గించడంలో సహాయపడుతుంది.

ప్రగతిశీల కండరాల విశ్రాంతి

ప్రగతిశీల కండరాల విశ్రాంతి అనేది శరీరంలోని ప్రతి కండరాలను గుర్తించడం మరియు వదులు చేయడంపై దృష్టి పెట్టే ఒక అభ్యాసం. ఈ అభ్యాసం ఈ క్రింది దశలను కలిగి ఉంటుంది:

1. మీరు ఒక సౌకర్యవంతమైన స్థానంలో కూర్చోండి లేదా పడుకోండి.
2. మీ శరీరం యొక్క ఒక చిన్న భాగాన్ని ఎంచుకోండి, ఉదాహరణకు మీ కుడి చేయి.
3. మీరు ఆ భాగాన్ని ఒక నిమిషం పాటు గట్టిగా పట్టుకోండి.

ఆపై ఆ భాగాన్ని వదులుతూ, మీరు ఎలా భావిస్తారో గమనించండి.

మీరు ఈ దశలను మీ శరీరం యొక్క మిగిలిన భాగాలకు విస్తరించండి.

లోతైన శ్వాస

లోతైన శ్వాస అనేది మీ శరీరంలోని శక్తిని సమతుల్యం చేయడంలో సహాయపడే ఒక అభ్యాసం. ఈ అభ్యాసం ఈ క్రింది దశలను కలిగి ఉంటుంది:

మీరు ఒక సౌకర్యవంతమైన స్థానంలో కూర్చోండి లేదా పడుకోండి.

మీ ముక్కు ద్వారా మీరు లోతుగా శ్వాస పీల్చుకోండి.

మీ శ్వాస మీ ఛాతీకి మరియు ఉదరం వరకు వ్యాపించడం గమనించండి.

మీ శ్వాసను మీ నోటి ద్వారా నెమ్మదిగా విడుదల చేయండి.

ఈ దశలను ఐదు నిమిషాల పాటు లేదా మీకు సౌకర్యంగా ఉంటే ఎక్కువసేపు కొనసాగించండి.

ప్రగతిశీల కండరాల విశ్రాంతి మరియు లోతైన శ్వాస వంటి మైండ్‌ఫుల్ అభ్యాసాలు మీకు మంచి నిద్రపోవడంలో సహాయపడే అనేక మార్గాల్లో ఉన్నాయి.

స్క్రీన్ టైమ్, ఆందోళన మరియు పరుగులు తొట్టే ఆలోచనల వంటి సాధారణ ప్రీ-స్లీప్ సవాళ్లను పరిష్కరించండి.

నిద్ర అనేది మన ఆరోగ్యానికి చాలా ముఖ్యమైనది. ఇది మన శరీరం మరియు మనసును పునరుద్ధరించడానికి మరియు మన ఆరోగ్యాన్ని కాపాడుకోవడానికి అవసరం. అయితే, అనేక మంది ప్రజలు నిద్రపోవడంలో ఇబ్బంది పడుతున్నారు. స్క్రీన్ టైమ్, ఆందోళన మరియు పరుగులు తొట్టే ఆలోచనలు వంటి అనేక కారకాలు ఈ సవాళ్లకు దోహదం చేస్తాయి.

స్క్రీన్ టైమ్

స్క్రీన్‌ల నుండి వచ్చే బ్లూ లైట్ మన శరీరంలోని మెలటోనిన్ ఉత్పత్తిని తగ్గిస్తుంది, ఇది నిద్రను ప్రేరేపించే హార్మోన్. అందువల్ల, నిద్రపోవడానికి ముందు స్క్రీన్‌లను ఉపయోగించడం మానుకోవడం చాలా ముఖ్యం.

ఆందోళన

ఆందోళన నిద్రపోవడానికి ఇబ్బంది కలిగించే మరొక సాధారణ కారకం. ఆందోళనతో బాధపడే వ్యక్తులు నిద్రపోవడానికి ప్రయత్నిస్తున్నప్పుడు తమ ఆలోచనలను నియంత్రించడంలో కష్టపడతారు.

పరుగులు తొట్టే ఆలోచనలు

పరుగులు తొట్టే ఆలోచనలు కూడా నిద్రపోవడానికి ఇబ్బంది కలిగించవచ్చు. ఈ ఆలోచనలు మనం నిద్రపోవడానికి

ప్రయత్నిస్తున్నప్పుడు మన మనస్సులో తిరుగుతూ ఉంటాయి మరియు మనల్ని నిద్రపోకుండా నిరోధిస్తాయి.

ఈ సవాళ్లను పరిష్కరించడానికి కొన్ని చిట్కాలు ఇక్కడ ఉన్నాయి:

స్క్రీన్ టైమ్ కోసం నియమాలు ఏర్పాటు చేయండి. నిద్రపోవడానికి ముందు కనీసం ఒక గంట ముందు స్క్రీన్లను ఉపయోగించడం మానుకోండి. మీరు స్మార్ట్ఫోన్ని ఉపయోగించాల్సిన అవసరం ఉంటే, నీలం కాంతిను తగ్గించడానికి ఫిల్టర్ను ఉపయోగించండి.

ఆందోళనను తగ్గించడానికి మార్గాలను కనుగొనండి. ధ్యానం, యోగా లేదా శారీరక శ్రమ వంటి మీకు సహాయపడే ఒక మార్గాన్ని కనుగొనండి. మీరు ఒక థెరపిస్ట్తో మాట్లాడాలనుకుంటే, అది కూడా సహాయపడుతుంది.

పరుగులు తొక్కే ఆలోచనలను ఎలా నిర్వహించాలో నేర్చుకోండి. మీరు ఆలోచనను గమనించండి మరియు అది మీ నిద్రను ప్రభావితం చేయనివ్వవద్దు.

Chapter 5: Taming the Sleep Saboteurs - Conquering Common Sleep Disruptions

అధ్యాయం 5: నిద్ర శత్రువులను ఎదుర్కోవడం - సాధారణ నిద్ర విఘ్నాలను జయించడం

నిద్రలేమి, స్లీప్ అప్నియా మరియు దుఃస్వప్నాలు వంటి సాధారణ నిద్ర సమస్యలను గుర్తించి పరిష్కరించండి.

నిద్ర అనేది మన ఆరోగ్యానికి చాలా ముఖ్యమైనది. ఇది మన శరీరం మరియు మనసును పునరుద్ధరించడానికి మరియు మన ఆరోగ్యాన్ని కాపాడుకోవడానికి అవసరం. అయితే, అనేక మంది ప్రజలు నిద్ర సమస్యలతో బాధపడుతున్నారు. నిద్రలేమి, స్లీప్ అప్నియా మరియు దుఃస్వప్నాలు వంటి సాధారణ నిద్ర సమస్యలను గుర్తించడం మరియు పరిష్కరించడం చాలా ముఖ్యం.

నిద్రలేమి

నిద్రలేమి అనేది రాత్రిపూట తగినంత నిద్ర పొందలేకపోవడం. ఇది చాలా సాధారణమైన నిద్ర సమస్య మరియు ఇది మన ఆరోగ్యం మరియు శ్రేయస్సుకు అనేక ప్రతికూల ప్రభావాలను కలిగి ఉంటుంది.

నిద్రలేమి యొక్క కొన్ని లక్షణాలు:

• నిద్రపోవడానికి కష్టపడటం

రాత్రిపూట నిద్రలేవడం
ఉదయం నిద్రలేవడం కష్టపడటం
నిద్రలో ఉండటం కష్టపడటం
నిద్రలేవిన తర్వాత తాజాగా లేకపోవడం

నిద్రలేమి యొక్క అనేక కారణాలు ఉన్నాయి, వీటిలో:

ఆందోళన
ఒత్తిడి
మందులు
ఆరోగ్య సమస్యలు
హార్మోన్ల అసమతుల్యత
పని లేదా విద్యా ఒత్తిడి
శారీరక శ్రమ లేకపోవడం

నిద్రలేమిని పరిష్కరించడానికి కొన్ని చిట్కాలు ఇక్కడ ఉన్నాయి:

ఒక నిర్దిష్ట నిద్ర షెడ్యూల్‌ను అనుసరించండి మరియు ప్రతిరోజూ ఒకే సమయంలో నిద్రపోవడానికి మరియు లేవడానికి ప్రయత్నించండి.

నిద్రకు ముందు కెఫిన్ మరియు ఆల్కహాల్ తీసుకోవడం మానుకోండి.

నిద్రకు ముందు శారీరక శ్రమ చేయండి, కానీ చాలా ఆయాసపడకుండా జాగ్రత్త వహించండి.

- నిద్రకు ముందు ప్రశాంతమైన కార్యకలాపాలను చేయండి, ఉదాహరణకు పుస్తకం చదవడం లేదా స్నానం చేయడం.

- నిద్రపోయే కష్టం ఉంటే, మంచం నుండి లేచి శాంతంగా ఉండండి, ఒక గంట తర్వాత మళ్లీ ప్రయత్నించండి.

ఒత్తిడి, ఆందోళన మరియు నిద్రను ప్రభావితం చేసే నిరాశను నిర్వహించడానికి ఆచరణాత్మక వ్యూహాలు

నిరాశ అనేది ఒక సాధారణ మానసిక ఆరోగ్య పరిస్థితి, ఇది దుఃఖం, నిరాశ, ఆశావాహకత లేకపోవడం మరియు ఆసక్తి లేకపోవడం వంటి లక్షణాలను కలిగి ఉంటుంది. ఇది ఒత్తిడి, ఆందోళన మరియు నిద్రను కూడా ప్రభావితం చేయవచ్చు.

ఒత్తిడి మరియు ఆందోళన నిరాశకు దారితీయవచ్చు, మరియు నిరాశ కూడా ఒత్తిడి మరియు ఆందోళనను పెంచుతుంది. ఈ త్రికరణం ఒకరి మానసిక మరియు శారీరక ఆరోగ్యంపై హానికరమైన ప్రభావాన్ని చూపుతుంది.

నిరాశను నిర్వహించడానికి మరియు ఒత్తిడి, ఆందోళన మరియు నిద్రను మెరుగుపరచడానికి అనేక ఆచరణాత్మక వ్యూహాలు అందుబాటులో ఉన్నాయి.

ఒత్తిడి మరియు ఆందోళనను నిర్వహించడానికి

ఒక ఆరోగ్యకరమైన జీవనశైలిని అనుసరించండి. ఇందులో ఆరోగ్యకరమైన ఆహారం తినడం, క్రమం తప్పకుండా వ్యాయామం చేయడం మరియు తగినంత నిద్ర పొందడం వంటివి ఉన్నాయి.

ఒత్తిడిని తగ్గించడానికి మరియు ఆందోళనను నిర్వహించడానికి సహాయపడే టెక్నిక్‌లను నేర్చుకోండి, ఉదాహరణకు ధ్యానం, యోగా లేదా ప్రశాంతమైన శ్వాస.

మీరు ఒత్తిడితో లేదా ఆందోళనతో భారీగా బాధపడుతుంటే, వృత్తిపరమైన సహాయం తీసుకోండి.

నిరాశను నిర్వహించడానికి

- మీరు నిరాశతో బాధపడుతున్నట్లు అనిపిస్తే, మీ ఆలోచనలు మరియు భావాలను వ్యక్తపరచడానికి ఒక నమ్మదగిన స్నేహితుడు లేదా కుటుంబ సభ్యుడితో మాట్లాడండి.
- మీరు నిరాశతో బాధపడుతున్నట్లు అనిపిస్తే, వృత్తిపరమైన సహాయం తీసుకోండి.
- మీరు ఆనందించే కార్యకలాపాలలో పాల్గొనండి.
- మీరు ఆరోగ్యకరమైన ఆహారం తినండి మరియు క్రమం తప్పకుండా వ్యాయామం చేయండి.

నిద్రను మెరుగుపరచడానికి

- ఒక నిర్దిష్ట నిద్ర షెడ్యూల్‌ను అనుసరించండి మరియు ప్రతిరోజూ ఒకే సమయంలో నిద్రపోవడానికి మరియు లేవడానికి ప్రయత్నించండి.
- నిద్రకు ముందు కెఫిన్ మరియు ఆల్కహాల్ తీసుకోవడం మానుకోండి.

ప్రయాణ సంబంధిత నిద్ర విఘ్నాలు మరియు జెట్ ల్యాగ్ లను ఎదుర్కోవడంలో మార్గదర్శకత్వం

ప్రయాణం అనేది ఒక ఉత్తేజకరమైన అనుభవం కావచ్చు, కానీ ఇది మన నిద్ర షెడ్యూల్ను దెబ్బతీస్తుంది. దూర ప్రయాణాలు, కాల మండల మార్పులు మరియు విమానంలోని నిద్ర విఘ్నాలు అన్నీ ప్రయాణ సంబంధిత నిద్ర విఘ్నాలకు దారితీయవచ్చు. ఈ విఘ్నాలు జెట్ ల్యాగ్కు దారితీయవచ్చు, ఇది నిద్రలేమి, అలసట, ఏకాగ్రత సమస్యలు మరియు మానసిక స్థితి మార్పుల వంటి లక్షణాలను కలిగి ఉంటుంది.

ప్రయాణ సంబంధిత నిద్ర విఘ్నాలు మరియు జెట్ ల్యాగ్లను ఎదుర్కోవడానికి అనేక మార్గాలు ఉన్నాయి. ఇక్కడ కొన్ని చిట్కాలు ఉన్నాయి:

ప్రయాణానికి ముందు

మీ ప్రయాణ షెడ్యూల్ను ముందుగానే తెలుసుకోండి మరియు మీ నిద్ర షెడ్యూల్ను దానితో సరిపోల్చడానికి ప్రయత్నించండి.

మీరు దూర ప్రయాణం చేస్తున్నట్లయితే, మీరు ప్రయాణిస్తున్న కాల మండలం గురించి తెలుసుకోండి.

మీరు ప్రయాణిస్తున్న కాల మండలం నుండి మీరు దూరంగా ఉన్నప్పుడు, మీరు ప్రయాణిస్తున్న కాల మండలం యొక్క సమయాన్ని అనుసరించడానికి ప్రయత్నించండి.

ప్రయాణానికి ముందు రాత్రిపూట శారీరక శ్రమ చేయండి, కానీ చాలా ఆయాసపడకుండా జాగ్రత్త వహించండి.

- ప్రయాణానికి ముందు ఒత్తిడిని తగ్గించడానికి కొన్ని నిమిషాలు ధ్యానం లేదా ప్రశాంతమైన శ్వాస తీసుకోండి.

ప్రయాణ సమయంలో

- విమానంలో నిద్రపోవడానికి ప్రయత్నించండి. మీరు నిద్రపోలేకపోతే, ఒక చీకటి, ప్రశాంతమైన ప్రదేశంలో కళ్ళు మూసి ఉంచండి.
- మీరు కెఫిన్ మరియు ఆల్కహాల్ తీసుకోవడం మానుకోండి.
- ప్రయాణ సమయంలో తగినంత ద్రవాలు త్రాగాలి.

ప్రయాణం తర్వాత

- మీరు ప్రయాణం నుండి తిరిగి వచ్చిన తర్వాత, మీరు ప్రయాణిస్తున్న కాల మండలం యొక్క సమయాన్ని అనుసరించడానికి ప్రయత్నించండి.
- మీరు చాలా నిద్రపోతే, మీరు మీ నిద్ర షెడ్యూల్‌ను పునరుద్ధరించడానికి సహాయపడటానికి నిద్రలేచిన తర్వాత ఒక గంట పాటు బయటకు వెళ్లండి.
- మీరు జెట్ ల్యాగ్‌తో బాధపడుతుంటే, వైద్యుడిని సంప్రదించండి.

శబ్దం, కాంతి మరియు ఉష్ణోగ్రత మార్పులు వంటి బాహ్య కారకాలను ఎలా నిర్వహించాలో చర్చించండి.

నిద్ర అనేది మన ఆరోగ్యానికి చాలా ముఖ్యమైనది. ఇది మన శరీరం మరియు మనసును పునరుద్ధరించడానికి మరియు మన ఆరోగ్యాన్ని కాపాడుకోవడానికి అవసరం. అయితే, అనేక బాహ్య కారకాలు మన నిద్రను విఘ్నం కలిగించగలవు. శబ్దం, కాంతి మరియు ఉష్ణోగ్రత మార్పులు వంటి ఈ కారకాలను నిర్వహించడానికి కొన్ని మార్గాలు ఇక్కడ ఉన్నాయి:

శబ్దం

శబ్దం నిద్రను విఘ్నం కలిగించే అత్యంత సాధారణ బాహ్య కారకం. శబ్దాన్ని తగ్గించడానికి మీరు చేయగలిగే కొన్ని విషయాలు ఇక్కడ ఉన్నాయి:

మీ గదిని శబ్దం నుండి రక్షించడానికి మీరు ధ్వని నిరోధక షీట్ లు లేదా మద్దతులను ఉపయోగించవచ్చు.

మీరు శబ్దాన్ని అరికట్టడానికి హెడ్ఫోన్లు లేదా ఇయర్ప్లగ్ లను ఉపయోగించవచ్చు.

మీరు నిద్రపోవడానికి ముందు మీ గదిలో శబ్దాన్ని తగ్గించడానికి ప్రయత్నించండి.

కాంతి

కాంతి కూడా నిద్రను విఘ్నం కలిగించగలదు. సూర్యుడి కాంతి, నగర కాంతి మరియు టెలివిజన్ లేదా కంప్యూటర్ స్క్రీన్ల నుండి వచ్చే కాంతి నిద్రను నిరోధించవచ్చు. కాంతిని

తగ్గించడానికి మీరు చేయగలిగే కొన్ని విషయాలు ఇక్కడ ఉన్నాయి:

- మీ గదిలోని షట్టర్‌లు లేదా కర్టెన్‌లను మూసివేయండి.
- మీ గదిలోని కాంతిని తగ్గించడానికి నిద్ర మాస్క్‌ను ఉపయోగించండి.
- మీరు నిద్రపోవడానికి ముందు మీ గదిలోని కాంతిని తగ్గించడానికి ప్రయత్నించండి.

ఉష్ణోగ్రత

నిద్రకు అనుకూలమైన ఉష్ణోగ్రత సుమారు 18 నుండి 22 డిగ్రీల సెల్సియస్. ఉష్ణోగ్రత చాలా ఎక్కువ లేదా చాలా తక్కువగా ఉంటే, ఇది నిద్రను కష్టతరం చేయవచ్చు. ఉష్ణోగ్రతను నిర్వహించడానికి మీరు చేయగలిగే కొన్ని విషయాలు ఇక్కడ ఉన్నాయి:

- మీ గదిలోని ఉష్ణోగ్రతను నియంత్రించడానికి ఎయిర్ కండిషనర్ లేదా హీటర్‌ను ఉపయోగించండి.
- మీరు నిద్రపోవడానికి ముందు మీ గదిలోని ఉష్ణోగ్రతను సౌకర్యవంతంగా ఉంచడానికి ప్రయత్నించండి.

ఈ చిట్కాలు మీకు నిద్రను మెరుగుపరచడంలో మరియు మీ ఆరోగ్యాన్ని కాపాడుకోవడంలో సహాయపడతాయి.

Chapter 6: Fueling Your Sleep - The Best and Worst Foods for a Restful Night

అధ్యాయం 6: మీ నిద్రకు ఇంధనం - విశ్రాంతి రాత్రి కోసం ఉత్తమ మరియు చెత్త ఆహారాలు

ఆహారం మరియు నిద్ర నాణ్యత మధ్య సంబంధం

నిద్ర అనేది మన ఆరోగ్యానికి చాలా ముఖ్యమైనది. ఇది మన శరీరం మరియు మనసును పునరుద్ధరించడానికి మరియు మన ఆరోగ్యాన్ని కాపాడుకోవడానికి అవసరం. ఆహారం కూడా మన ఆరోగ్యానికి చాలా ముఖ్యం. ఇది మనకు శక్తిని అందిస్తుంది మరియు మన శరీరానికి అవసరమైన పోషకాలను అందిస్తుంది.

ఆహారం మరియు నిద్ర నాణ్యత మధ్య ఒక ముఖ్యమైన సంబంధం ఉంది. మనం తినే ఆహారం మన నిద్రను ప్రభావితం చేస్తుంది, మరియు మన నిద్ర నాణ్యత మన ఆహారపు అలవాట్లను ప్రభావితం చేస్తుంది.

ఆహారం మరియు నిద్ర నాణ్యతపై ప్రభావం చూపే కొన్ని అంశాలు

కెఫిన్ మరియు ఆల్కహాల్: కెఫిన్ మరియు ఆల్కహాల్ రెండూ నిద్రను కష్టతరం చేయగలవు. కెఫిన్ ఒక మత్తుమందు, ఇది మన శరీరాన్ని నిద్రపోయేలా నిరోధిస్తుంది. ఆల్కహాల్ మొదట నిద్రను ప్రారంభించడానికి సహాయపడుతుంది, కానీ అది రాత్రిపూట నిద్రకు భంగం కలిగిస్తుంది.

- పోషకాలు: కొన్ని పోషకాలు నిద్రను మెరుగుపరచడంలో సహాయపడతాయి. మెగ్నీషియం, జింక్ మరియు విటమిన్ బి6 వంటి పోషకాలు నిద్ర హార్మోన్లను ఉత్పత్తి చేయడంలో సహాయపడతాయి.

- శారీరక శ్రమ: శారీరక శ్రమ నిద్రను మెరుగుపరచడంలో సహాయపడుతుంది. అయితే, నిద్రపోవడానికి చాలా దగ్గరగా శారీరక శ్రమ చేయడం నిద్రపోయే అవకాశాన్ని తగ్గిస్తుంది.

ఆహారం ద్వారా నిద్ర నాణ్యతను మెరుగుపరచడానికి కొన్ని మార్గాలు

- నిద్రపోవడానికి ముందు కెఫిన్ మరియు ఆల్కహాల్ తీసుకోవడం మానుకోండి.

- నిద్రకు ముందు తగినంత శారీరక శ్రమ చేయండి, కానీ నిద్రపోవడానికి చాలా దగ్గరగా కాదు.

- నిద్రకు ముందు తేలికపాటి, కొవ్వు తక్కువగా ఉండే భోజనం తినండి.

- నిద్రకు ముందు మీరు పండ్లు, కూరగాయలు మరియు తృణధాన్యాలు వంటి పోషకమైన ఆహారాన్ని తినడానికి ప్రయత్నించండి.

- మీరు నిద్రపోయే ముందు కొన్ని గంటల పాటు మీ గదిలో టెలివిజన్ లేదా కంప్యూటర్ స్క్రీన్లను చూడటం మానుకోండి.

ఈ చిట్కాలు మీకు నిద్రను మెరుగుపరచడంలో మరియు మీ ఆరోగ్యాన్ని కాపాడుకోవడంలో సహాయపడతాయి.

విశ్రాంతి మరియు నిద్ర ప్రారంభాన్ని ప్రోత్సహించే ఆహారాలు మరియు పానీయాలు

నిద్ర అనేది మన ఆరోగ్యానికి చాలా ముఖ్యం. ఇది మన శరీరం మరియు మనసును పునరుద్ధరించడానికి మరియు మన ఆరోగ్యాన్ని కాపాడుకోవడానికి అవసరం.

ఆహారం మరియు పానీయాలు మన నిద్రను ప్రభావితం చేస్తాయి. కొన్ని ఆహారాలు మరియు పానీయాలు మనకు విశ్రాంతి తీసుకోవడానికి మరియు నిద్రపోవడానికి సహాయపడతాయి, అయితే ఇతరులు మన నిద్రను భంగం కలిగిస్తాయి.

విశ్రాంతి మరియు నిద్ర ప్రారంభాన్ని ప్రోత్సహించే ఆహారాలు మరియు పానీయాల కొన్ని ఉదాహరణలు:

పండ్లు మరియు కూరగాయలు: పండ్లు మరియు కూరగాయలు విటమిన్లు, ఖనిజాలు మరియు ఫైబర్లకు మంచి మూలం. ఈ పోషకాలు నిద్ర హార్మోన్ల ఉత్పత్తిని ప్రోత్సహించడంలో సహాయపడతాయి.

తృణధాన్యాలు: తృణధాన్యాలు కార్బోహైడ్రేట్లకు మంచి మూలం. కార్బోహైడ్రేట్లు మన మెదడుకు శక్తిని అందిస్తాయి, ఇది నిద్రకు ముందు విశ్రాంతి తీసుకోవడానికి సహాయపడుతుంది.

చేపలు: చేపలు ఒమెగా-3 ఫ్యాటీ యాసిడ్లకు మంచి మూలం. ఒమెగా-3 ఫ్యాటీ యాసిడ్లు నిద్ర హార్మోన్ల ఉత్పత్తిని ప్రోత్సహించడంలో సహాయపడతాయి మరియు మన నిద్ర నాణ్యతను మెరుగుపరుస్తాయి.

- పాలు మరియు పాలు ఉత్పత్తులు: పాలు మరియు పాలు ఉత్పత్తులు కాల్షియంకు మంచి మూలం. కాల్షియం నిద్ర హార్మోన్ల ఉత్పత్తిని ప్రోత్సహించడంలో సహాయపడుతుంది.
- గ్రీన్ టీ: గ్రీన్ టీ థియోఫిలైన్‌కు మంచి మూలం. థియోఫిలైన్ అనేది ఒక శక్తివంతమైన యాంటీఆక్సిడెంట్, ఇది నిద్రను ప్రోత్సహించడంలో సహాయపడుతుంది.

నిద్రను భంగం కలిగించే ఆహారాలు మరియు పానీయాల కొన్ని ఉదాహరణలు:

- కెఫిన్: కెఫిన్ ఒక మత్తుమందు, ఇది మన శరీరాన్ని నిద్రపోయేలా నిరోధిస్తుంది.
- ఆల్కహాల్: ఆల్కహాల్ మొదట నిద్రను ప్రారంభించడానికి సహాయపడుతుంది, కానీ అది రాత్రిపూట నిద్రకు భంగం కలిగిస్తుంది.
- తీపి పానీయాలు: తీపి పానీయాలు గ్లూకోజ్ స్థాయిలను పెంచుతాయి, ఇది మనకు మేల్కొన్న భావాన్ని కలిగిస్తుంది.

నిద్రను ఛేదించే ఆహారాలు మరియు పానీయాలను గుర్తించి, పడుకునే ముందు వాటిని నివారించాలి.

నిద్ర అనేది మన ఆరోగ్యానికి చాలా ముఖ్యం. ఇది మన శరీరం మరియు మనసును పునరుద్ధరించడానికి మరియు మన ఆరోగ్యాన్ని కాపాడుకోవడానికి అవసరం.

కొన్ని ఆహారాలు మరియు పానీయాలు మన నిద్రను ఛేదించగలవు. ఈ ఆహారాలు మరియు పానీయాలు మన శరీరంలోని హార్మోన్లను ప్రభావితం చేస్తాయి, ఇది మన నిద్రను కష్టతరం చేస్తుంది.

నిద్రను ఛేదించే ఆహారాలు మరియు పానీయాల కొన్ని ఉదాహరణలు:

కెఫిన్: కెఫిన్ ఒక మత్తుమందు, ఇది మన శరీరాన్ని నిద్రపోయేలా నిరోధిస్తుంది. కెఫిన్ కలిగిన ఆహారాలు మరియు పానీయాలలో కాఫీ, టీ, కోలా, చాక్లెట్ మరియు ఎనర్జీ డ్రింక్లు ఉన్నాయి.

ఆల్కహాల్: ఆల్కహాల్ మొదట నిద్రను ప్రారంభించడానికి సహాయపడుతుంది, కానీ అది రాత్రిపూట నిద్రకు భంగం కలిగిస్తుంది. ఆల్కహాల్ కలిగిన ఆహారాలు మరియు పానీయాలలో బీరు, వైన్ మరియు స్పిరిట్లు ఉన్నాయి.

తీపి పానీయాలు: తీపి పానీయాలు గ్లూకోజ్ స్థాయిలను పెంచుతాయి, ఇది మనకు మేల్కొన్న భావాన్ని కలిగిస్తుంది. తీపి పానీయాలలో సోడా, జ్యూస్ మరియు ఇతర సిరప్-ఆధారిత పానీయాలు ఉన్నాయి.

చిన్న భోజనాలు: చిన్న భోజనాలు మనకు మేల్కొన్న భావాన్ని కలిగిస్తాయి. రాత్రిపూట నిద్రపోవడానికి ముందు భారీగా

తిన్నా, లేదా రాత్రిపూట చిన్న భోజనాలు తీసుకున్నా, ఇది మన నిద్రను ఛేదించవచ్చు.

నిద్రను ఛేదించే ఆహారాలు మరియు పానీయాలను నివారించడానికి కొన్ని చిట్కాలు:

- నిద్రపోవడానికి ముందు కెఫిన్ మరియు ఆల్కహాల్ తీసుకోవడం మానుకోండి.

- నిద్రపోవడానికి ముందు కనీసం మూడు గంటల పాటు తీపి పానీయాలు తీసుకోవడం మానుకోండి.

- నిద్రపోవడానికి ముందు భారీగా తిన్నా, లేదా రాత్రిపూట చిన్న భోజనాలు తీసుకున్నా, అవి తేలికపాటిగా ఉండేలా చూసుకోండి.

ఈ చిట్కాలను అనుసరించడం వల్ల మీరు మంచి నిద్రను పొందడంలో సహాయపడుతుంది.

నిద్ర నియంత్రణలో కెఫిన్, ఆల్కహాల్ మరియు చక్కెర పాత్ర

నిద్ర అనేది మన ఆరోగ్యానికి చాలా ముఖ్యం. ఇది మన శరీరం మరియు మనసును పునరుద్ధరించడానికి మరియు మన ఆరోగ్యాన్ని కాపాడుకోవడానికి అవసరం.

కెఫిన్, ఆల్కహాల్ మరియు చక్కెర వంటి ఆహారాలు మరియు పానీయాలు మన నిద్రను ప్రభావితం చేస్తాయి. ఈ పదార్థాలు మన శరీరంలోని హార్మోన్లను ప్రభావితం చేస్తాయి, ఇది మన నిద్రను కష్టతరం చేస్తుంది.

కెఫిన్

కెఫిన్ అనేది ఒక మత్తుమందు, ఇది మన శరీరాన్ని నిద్రపోయేలా నిరోధిస్తుంది. కెఫిన్ మెదడులోని కేఫిన్ రిసెప్టర్ లను ప్రేరేపిస్తుంది, ఇది శరీరాన్ని మేల్కొలపడానికి సహాయపడుతుంది.

కెఫిన్ కలిగిన ఆహారాలు మరియు పానీయాలలో కాఫీ, టీ, కోలా, చాక్లెట్ మరియు ఎనర్జీ డ్రింక్‌లు ఉన్నాయి. కెఫిన్ యొక్క ప్రభావం సాధారణంగా 6-8 గంటలు ఉంటుంది.

నిద్రపోవడానికి ముందు కెఫిన్ తీసుకోవడం నిద్రను భంగం కలిగిస్తుంది. కెఫిన్ తీసుకున్న తర్వాత, మనం నిద్రపోయే అవకాశం తక్కువగా ఉంటుంది, మరియు మనం నిద్రపోయినప్పటికీ, అది నాణ్యతగా ఉండదు.

ఆల్కహాల్

ఆల్కహాల్ మొదట నిద్రను ప్రారంభించడానికి సహాయపడుతుంది, కానీ అది రాత్రిపూట నిద్రకు భంగం కలిగిస్తుంది. ఆల్కహాల్ మెదడులోని కొన్ని న్యూరాన్లను నిర్వీర్యం చేస్తుంది, ఇది నిద్రలో చిన్న తరంగాలను పెంచుతుంది మరియు లోతైన నిద్రను తగ్గిస్తుంది.

ఆల్కహాల్ కలిగిన ఆహారాలు మరియు పానీయాలలో బీరు, వైన్ మరియు స్పిరిట్లు ఉన్నాయి. నిద్రపోవడానికి ముందు 2-3 గంటల పాటు ఆల్కహాల్ తీసుకోవడం మానుకోవడం మంచిది.

చక్కెర

చక్కెర యొక్క తీవ్రమైన పెరుగుదల గ్లూకోజ్ స్థాయిలను పెంచుతుంది, ఇది మనకు మేల్కొన్న భావాన్ని కలిగిస్తుంది. రాత్రిపూట నిద్రపోవడానికి ముందు చక్కెర తీసుకోవడం నిద్రను భంగం కలిగిస్తుంది.

చక్కెర కలిగిన ఆహారాలు మరియు పానీయాలలో సోడా, జ్యూస్ మరియు ఇతర సిరప్-ఆధారిత పానీయాలు ఉన్నాయి. నిద్రపోవడానికి ముందు కనీసం 3 గంటల పాటు చక్కెర తీసుకోవడం మానుకోవడం మంచిది.

Chapter 7: Moving for Better Sleep - The Power of Exercise for Restful Nights

అధ్యాయం 7: మంచి నిద్ర కోసం కదలడం - విశ్రాంతి రాత్రుల కోసం వ్యాయామం యొక్క శక్తి

నిద్ర మెరుగుదేలడానికి క్రమం తప్పకుండా వ్యాయామం చేయడం యొక్క ప్రయోజనాలు

నిద్ర అనేది మన ఆరోగ్యానికి చాలా ముఖ్యం. ఇది మన శరీరం మరియు మనసును పునరుద్ధరించడానికి మరియు మన ఆరోగ్యాన్ని కాపాడుకోవడానికి అవసరం.

వ్యాయామం మన ఆరోగ్యానికి అనేక ప్రయోజనాలను అందిస్తుంది, వీటిలో నిద్ర మెరుగుదల కూడా ఉంటుంది. క్రమం తప్పకుండా వ్యాయామం చేయడం వల్ల నిద్ర మెరుగుదలకు కొన్ని ప్రయోజనాలు ఉన్నాయి:

మెదడులో మెలటోనిన్ ఉత్పత్తిని ప్రోత్సహిస్తుంది. మెలటోనిన్ అనేది ఒక హార్మోన్, ఇది మనకు నిద్రపోవడానికి సహాయపడుతుంది. వ్యాయామం మెదడులో మెలటోనిన్ ఉత్పత్తిని పెంచుతుంది, ఇది మనకు నిద్రపోవడానికి సులభతరం చేస్తుంది.

శరీర ఉష్ణోగ్రతను తగ్గిస్తుంది. శరీర ఉష్ణోగ్రత మన నిద్ర చక్రంతో ముడిపడి ఉంటుంది. శరీర ఉష్ణోగ్రత తగ్గినప్పుడు, మనం నిద్రపోవడానికి అవకాశం ఉంటుంది. వ్యాయామం శరీర ఉష్ణోగ్రతను పెంచుతుంది, కానీ అది ముగిసిన తర్వాత

కొన్ని గంటల తర్వాత శరీర ఉష్ణోగ్రత తగ్గుతుంది. ఇది మనకు నిద్రపోవడానికి సహాయపడుతుంది.

- ఒత్తిడిని తగ్గిస్తుంది. ఒత్తిడి నిద్రను భంగం కలిగించగలదు. వ్యాయామం ఒత్తిడిని తగ్గించడంలో సహాయపడుతుంది, ఇది మంచి నిద్రను పొందడానికి సహాయపడుతుంది.

- మనశ్శాంతికి దోహదం చేస్తుంది. మనశ్శాంతికి నిద్ర చాలా ముఖ్యం. వ్యాయామం మనశ్శాంతికి దోహదపడుతుంది, ఇది మంచి నిద్రను పొందడానికి సహాయపడుతుంది.

నిద్ర మెరుగుదల కోసం క్రమం తప్పకుండా వ్యాయామం చేయడానికి కొన్ని చిట్కాలు:

- ప్రతిరోజూ కనీసం 30 నిమిషాలు మితమైన-తీవ్రత కలిగిన వ్యాయామం చేయండి.

- వ్యాయామం మీ నిద్రకు 2-3 గంటల ముందు చేయండి.

- వ్యాయామం తర్వాత వెంటనే నిద్రపోవడం మానుకోండి.

- మీరు ఒత్తిడితో ఉన్నట్లయితే, శారీరక శ్రమకు బదులుగా మీరు రిలాక్సేషన్ టెక్నిక్లను ప్రయత్నించవచ్చు.

నిద్ర మెరుగుదల కోసం వ్యాయామం చేయడం అనేది ఒక శక్తివంతమైన మార్గం. క్రమం తప్పకుండా వ్యాయామం చేయడం వల్ల మీరు మంచి నిద్రను పొందడానికి మరియు మీ ఆరోగ్యాన్ని మెరుగుపరచడానికి సహాయపడుతుంది.

నిద్రను ప్రోత్సహించడానికి ప్రభావవంతమైన వ్యాయామ రకాలు మరియు రొటీన్లు

నిద్ర అనేది మన ఆరోగ్యానికి చాలా ముఖ్యం. ఇది మన శరీరం మరియు మనసును పునరుద్ధరించడానికి మరియు మన ఆరోగ్యాన్ని కాపాడుకోవడానికి అవసరం.

వ్యాయామం మన ఆరోగ్యానికి అనేక ప్రయోజనాలను అందిస్తుంది, వీటిలో నిద్ర మెరుగుదల కూడా ఉంటుంది. నిద్రను ప్రోత్సహించడానికి కొన్ని ప్రభావవంతమైన వ్యాయామ రకాలు మరియు రొటీన్లు ఇక్కడ ఉన్నాయి:

వ్యాయామ రకాలు

అథ్లెటిక్స్: అథ్లెటిక్స్ అనేది ఒక సాధారణ వ్యాయామ రకం, ఇది శరీరంలోని అనేక కండరాలను ఉపయోగిస్తుంది. ఇది మెలటోనిన్ ఉత్పత్తిని పెంచడంలో మరియు శరీర ఉష్ణోగ్రతను తగ్గించడంలో సహాయపడుతుంది.

యాక్టివ్ రెస్టోరేషన్: యాక్టివ్ రెస్టోరేషన్ అనేది ఒక ప్రత్యేకమైన వ్యాయామ రకం, ఇది మృదువైన కదలికలు మరియు లోతైన శ్వాసను ఉపయోగిస్తుంది. ఇది ఒత్తిడిని తగ్గించడంలో మరియు మెదడుకు విశ్రాంతి ఇవ్వడంలో సహాయపడుతుంది.

యోగా: యోగా అనేది మరొక ప్రత్యేకమైన వ్యాయామ రకం, ఇది మృదువైన కదలికలు, లోతైన శ్వాస మరియు మనస్సును శాంతపరచడానికి ఉద్దేశించిన సాధనాలను ఉపయోగిస్తుంది. ఇది ఒత్తిడిని తగ్గించడంలో మరియు మంచి నిద్రను పొందడంలో సహాయపడుతుంది.

రొటీన్లు

- ప్రతిరోజూ కనీసం 30 నిమిషాలు మితమైన-తీవ్రత కలిగిన వ్యాయామం చేయండి.
- వ్యాయామం మీ నిద్రకు 2-3 గంటల ముందు చేయండి.
- వ్యాయామం తర్వాత వెంటనే నిద్రపోవడం మానుకోండి.

చిట్కాలు

- మీరు ఒత్తిడితో ఉన్నట్లయితే, శారీరక శ్రమకు బదులుగా మీరు రిలాక్సేషన్ టెక్నిక్లను ప్రయత్నించవచ్చు.
- మీరు కొత్త వ్యాయామ రకాన్ని ప్రారంభిస్తున్నట్లయితే, ముందుగా మీ వైద్యుడితో మాట్లాడండి.

నిద్రను ప్రోత్సహించడానికి వ్యాయామం చేయడం అనేది ఒక శక్తివంతమైన మార్గం. క్రమం తప్పకుండా వ్యాయామం చేయడం వల్ల మీరు మంచి నిద్రను పొందడానికి మరియు మీ ఆరోగ్యాన్ని మెరుగుపరచడానికి సహాయపడుతుంది.

ఆప్టిమల్ నిద్ర ప్రయోజనాల కోసం వ్యాయామ సమయాన్ని ఎలా షెడ్యూల్ చేయాలి

నిద్ర అనేది మన ఆరోగ్యానికి చాలా ముఖ్యం. ఇది మన శరీరం మరియు మనసును పునరుద్ధరించడానికి మరియు మన ఆరోగ్యాన్ని కాపాడుకోవడానికి అవసరం.

వ్యాయామం మన ఆరోగ్యానికి అనేక ప్రయోజనాలను అందిస్తుంది, వీటిలో నిద్ర మెరుగుదల కూడా ఉంటుంది. క్రమం తప్పకుండా వ్యాయామం చేయడం వల్ల మనకు నిద్రపోవడానికి సులభతరం చేస్తుంది, మరియు మనం నిద్రపోయినప్పటికీ, అది నాణ్యతగా ఉంటుంది.

ఆప్టిమల్ నిద్ర ప్రయోజనాల కోసం వ్యాయామ సమయాన్ని షెడ్యూల్ చేయడానికి ఇక్కడ కొన్ని మార్గదర్శకాలు ఉన్నాయి:

ప్రతిరోజూ కనీసం 30 నిమిషాలు మితమైన-తీవ్రత కలిగిన వ్యాయామం చేయండి. మితమైన-తీవ్రత కలిగిన వ్యాయామం అనేది మీరు మాట్లాడగలిగే స్థాయిలో వ్యాయామం చేయడం.

వ్యాయామం మీ నిద్రకు 2-3 గంటల ముందు చేయండి. వ్యాయామం మీ శరీర ఉష్ణోగ్రతను పెంచుతుంది, ఇది మీకు నిద్రపోవడం కష్టతరం చేస్తుంది.

వ్యాయామం తర్వాత వెంటనే నిద్రపోవడం మానుకోండి. వ్యాయామం తర్వాత, మీరు శక్తివంతంగా మరియు శ్రమతో ఉన్నట్లు అనిపిస్తుంది, ఇది మీకు నిద్రపోవడం కష్టతరం చేస్తుంది.

వ్యాయామ సమయాన్ని షెడ్యూల్ చేయడానికి కొన్ని చిట్కాలు ఇక్కడ ఉన్నాయి:

- మీ రోజువారీ కార్యకలాపాలను పరిగణనలోకి తీసుకోండి. మీరు ఉదయం లేదా సాయంత్రం వ్యాయామం చేయడానికి ఎక్కువ సమయం కలిగి ఉంటే, మీకు సరిపోయే సమయాన్ని ఎంచుకోండి.

- మీరు ఎలా అనిపిస్తారో గమనించండి. మీరు ఒత్తిడితో ఉన్నట్లయితే, వ్యాయామం మీకు నిద్రపోవడం కష్టతరం చేయవచ్చు. ఈ సందర్భంలో, రిలాక్సేషన్ టెక్నిక్లను ప్రయత్నించండి.

వ్యాయామం మరియు నిద్ర మధ్య సంబంధం చాలా గట్టిగా ఉంటుంది. క్రమం తప్పకుండా వ్యాయామం చేయడం వల్ల మీకు మంచి నిద్రను పొందడానికి సహాయపడుతుంది, మరియు మంచి నిద్ర మీ వ్యాయామ ఫలితాలను మెరుగుపరచడంలో సహాయపడుతుంది.

అధిక వ్యాయామం మరియు దాని నిద్ర ప్రభావం గురించి ఆందోళనలను పరిష్కరించండి

నిద్ర అనేది మన ఆరోగ్యానికి చాలా ముఖ్యం. ఇది మన శరీరం మరియు మనసును పునరుద్ధరించడానికి మరియు మన ఆరోగ్యాన్ని కాపాడుకోవడానికి అవసరం.

వ్యాయామం మన ఆరోగ్యానికి అనేక ప్రయోజనాలను అందిస్తుంది, వీటిలో నిద్ర మెరుగుదల కూడా ఉంటుంది. క్రమం తప్పకుండా వ్యాయామం చేయడం వల్ల మనకు నిద్రపోవడానికి సులభతరం చేస్తుంది, మరియు మనం నిద్రపోయినప్పటికీ, అది నాణ్యతగా ఉంటుంది.

అయితే, అధిక వ్యాయామం నిద్రను భంగం కలిగించవచ్చని కొన్ని ఆందోళనలు ఉన్నాయి. అధిక వ్యాయామం వల్ల నిద్రపోవడానికి ఇబ్బంది, నిద్రలేమి, మరియు నిద్రలో భంగం కలుగుతాయని కొన్ని అధ్యయనాలు సూచిస్తున్నాయి.

అధిక వ్యాయామం వల్ల నిద్రను భంగం కలిగించే కొన్ని కారణాలు ఇక్కడ ఉన్నాయి:

వ్యాయామం మీ శరీర ఉష్ణోగ్రతను పెంచుతుంది, ఇది మీకు నిద్రపోవడం కష్టతరం చేస్తుంది.

వ్యాయామం మీ శరీరంలో కోర్టిసాల్ స్థాయిలను పెంచుతుంది, ఇది ఒత్తిడి హార్మోన్, ఇది నిద్రను భంగం కలిగించవచ్చు.

అధిక వ్యాయామం మీకు శారీరకంగా అలసిపోయినట్లు అనిపిస్తుంది, ఇది మీకు నిద్రపోవడం కష్టతరం చేస్తుంది.

అధిక వ్యాయామం మరియు నిద్రను భంగం కలిగించే అవకాశాన్ని తగ్గించడానికి మీరు చేయగలిగే కొన్ని విషయాలు ఇక్కడ ఉన్నాయి:

- ప్రతిరోజూ కనీసం 30 నిమిషాలు మితమైన-తీవ్రత కలిగిన వ్యాయామం చేయండి.
- వ్యాయామం మీ నిద్రకు 2-3 గంటల ముందు చేయండి.
- వ్యాయామం తర్వాత వెంటనే నిద్రపోవడం మానుకోండి.

మీరు అధిక వ్యాయామం చేస్తున్నారని మీరు ఆందోళన చెందుతుంటే, మీ వైద్యుడితో మాట్లాడండి. మీ వైద్యుడు మీ వ్యాయామ షెడ్యూల్ను సర్దుబాటు చేయడంలో మీకు సహాయపడవచ్చు లేదా మీరు నిద్రలేమిని ఎదుర్కొంటుంటే ఇతర చికిత్సలను సిఫార్సు చేయవచ్చు.

Chapter 8: Living the Sleep Well Philosophy - Sustainable Strategies for Long-Term Sleep Success

అధ్యాయం 8: నిద్ర బాగుగా జీవించడం తత్వశాస్త్రం - దీర్ఘకాలిక నిద్ర విజయానికి సస్టైనబుల్ వ్యూహాలు

నిద్ర మరియు వ్యాయామం పుస్తకంలో అంతటా కవర్ చేయబడిన ముఖ్య సూత్రాలు మరియు వ్యూహాలు

నిద్ర మరియు వ్యాయామం అనే పుస్తకం నిద్ర మరియు వ్యాయామం మధ్య సంబంధం మరియు ఈ రెండు అంశాలు ఆరోగ్యానికి ఎలా ప్రయోజనం చేకూరుస్తాయో వివరిస్తుంది. పుస్తకం క్రింది ముఖ్య సూత్రాలు మరియు వ్యూహాలను కవర్ చేస్తుంది:

నిద్ర

ప్రతిరోజూ కనీసం 7-8 గంటల నిద్ర పొందండి.

నిద్రకు ప్రతిరోజూ ఒకే సమయం పడుకోండి మరియు నిద్రలేవండి.

నిద్రకు ముందు టెలివిజన్ లేదా కంప్యూటర్ స్క్రీన్‌లను ఉపయోగించడం మానుకోండి.

నిద్రకు ముందు కాఫీ లేదా టీ తాగడం మానుకోండి.

నిద్రకు ముందు శారీరక శ్రమను నివారించండి.

వ్యాయామం

- ప్రతిరోజూ కనీసం 30 నిమిషాలు మితమైన-తీవ్రత కలిగిన వ్యాయామం చేయండి.
- వ్యాయామం మీ నిద్రకు 2-3 గంటల ముందు చేయండి.
- వ్యాయామం తర్వాత వెంటనే నిద్రపోవడం మానుకోండి.

ఇతర సూత్రాలు మరియు వ్యూహాలు

- ఒత్తిడిని నిర్వహించడానికి మార్గాలను కనుగొనండి.
- నిద్రకు అనుకూలమైన వాతావరణాన్ని సృష్టించండి.
- నిద్రపోయే ముందు రిలాక్సేషన్ టెక్నిక్లను ప్రయత్నించండి.

నిద్ర మరియు వ్యాయామం అనేది ఆరోగ్యానికి చాలా ముఖ్యమైన అంశాలు. ఈ రెండు అంశాలను క్రమం తప్పకుండా అనుసరించడం ద్వారా, మీరు మంచి ఆరోగ్యాన్ని మరియు మెరుగైన జీవన నాణ్యతను పొందవచ్చు.

కాలక్రమేణ ఆరోగ్యకరమైన నిద్ర అలవాట్లను నిర్వహించడంలో మార్గదర్శకత్వం

నిద్ర అనేది మన ఆరోగ్యానికి చాలా ముఖ్యం. ఇది మన శరీరం మరియు మనసును పునరుద్ధరించడానికి మరియు మన ఆరోగ్యాన్ని కాపాడుకోవడానికి అవసరం. ఆరోగ్యకరమైన నిద్ర అలవాట్లను క్రమం తప్పకుండా అనుసరించడం వల్ల మీరు మంచి నిద్రను పొందడానికి మరియు మీ ఆరోగ్యాన్ని మెరుగుపరచడానికి సహాయపడుతుంది.

కాలక్రమేణ ఆరోగ్యకరమైన నిద్ర అలవాట్లను నిర్వహించడంలో మీకు సహాయపడే కొన్ని చిట్కాలు ఇక్కడ ఉన్నాయి:

ప్రతిరోజూ ఒకే సమయం పడుకోండి మరియు నిద్రలేవండి. ఈ షెడ్యూల్‌ను పాటించడానికి మీరు మీ ఫోన్‌లో అలారం లేదా క్లాక్‌ను ఉపయోగించవచ్చు.

నిద్రకు ముందు టెలివిజన్ లేదా కంప్యూటర్ స్క్రీన్‌లను ఉపయోగించడం మానుకోండి. ఈ స్క్రీన్‌ల నుండి వెలువడే బ్లూ లైట్ మీ నిద్రను భంగం కలిగిస్తుంది.

నిద్రకు ముందు కాఫీ లేదా టీ తాగడం మానుకోండి. ఈ పానీయాలు కాఫిన్‌ను కలిగి ఉంటాయి, ఇది మీకు నిద్రపోకుండా నిరోధించవచ్చు.

నిద్రకు ముందు శారీరక శ్రమను నివారించండి. శారీరక శ్రమ మీ శరీర ఉష్ణోగ్రతను పెంచుతుంది, ఇది మీకు నిద్రపోవడం కష్టతరం చేస్తుంది.

నిద్రకు అనుకూలమైన వాతావరణాన్ని సృష్టించండి. మీ గది చల్లగా, చీకటిగా మరియు నిశ్శబ్దంగా ఉండేలా చూసుకోండి.

- నిద్రపోయే ముందు రిలాక్సేషన్ టెక్నిక్లను ప్రయత్నించండి. ఈ టెక్నిక్లు మీకు ప్రశాంతంగా మరియు నిద్రపోయే స్థితికి రావడంలో సహాయపడతాయి.

ఈ చిట్కాలను అనుసరించడం ద్వారా, మీరు క్రమంగా ఆరోగ్యకరమైన నిద్ర అలవాట్లను అభివృద్ధి చేయవచ్చు. మీరు కొంత సమయం తీసుకోవచ్చు, కానీ మీరు దృఢంగా ఉంటే, మీరు మంచి నిద్రను పొందడం ప్రారంభిస్తారు.

నిరంతర నిద్ర ట్రాకింగ్ మరియు పురోగతి పర్యవేక్షణ కోసం సాధనాలు మరియు వనరులు

నిద్ర అనేది మన ఆరోగ్యానికి చాలా ముఖ్యం. ఇది మన శరీరం మరియు మనసును పునరుద్ధరించడానికి మరియు మన ఆరోగ్యాన్ని కాపాడుకోవడానికి అవసరం. మన నిద్ర గురించి మనకు మంచి అవగాహన ఉంటే, మనం దానిని మెరుగుపరచడానికి మరింత మెరుగైన నిర్ణయాలు తీసుకోవచ్చు.

నిరంతర నిద్ర ట్రాకింగ్ అనేది మీ నిద్ర యొక్క అన్ని అంశాలను రికార్డ్ చేయడం. ఇందులో మీ నిద్ర యొక్క పరిమాణం, నాణ్యత మరియు దృక్పథం ఉన్నాయి. నిరంతర నిద్ర ట్రాకింగ్ ద్వారా, మీరు మీ నిద్ర యొక్క ఒక సమగ్రచిత్రాన్ని పొందవచ్చు, ఇది మీరు ఏ అంశాలను మెరుగుపరచాలో గుర్తించడంలో మీకు సహాయపడుతుంది.

నిరంతర నిద్ర ట్రాకింగ్ కోసం అనేక సాధనాలు మరియు వనరులు అందుబాటులో ఉన్నాయి. కొన్ని సాధారణ ఎంపికలు ఇక్కడ ఉన్నాయి:

స్మార్ట్‌వాచ్‌లు మరియు ట్రాకర్‌లు: ఈ పరికరాలు మీ శరీర యొక్క కదలికలను ట్రాక్ చేస్తాయి మరియు మీ నిద్ర యొక్క సాధారణ శైలిని అంచనా వేస్తాయి.

స్మార్ట్‌ఫోన్ యాప్‌లు: ఈ యాప్‌లు మీ ఫోన్‌కు ఫిట్‌బిట్ లేదా యాక్సెలరోమీటర్ వంటి సెన్సార్‌లను ఉపయోగించి మీ నిద్రను ట్రాక్ చేస్తాయి.

- నోస్ట్రోడ్రామ్: ఈ పరికరం మీ ముక్కు నుండి వెలువడే గాలి యొక్క ఉష్ణోగ్రత మరియు తేమను కొలుస్తుంది, ఇది మీ నిద్ర యొక్క శైలిని అంచనా వేయడానికి ఉపయోగించవచ్చు.

మీకు సరైన సాధనం లేదా వనరును ఎంచుకోవడానికి, మీ నిద్ర ట్రాకింగ్ అవసరాలను పరిగణించడం ముఖ్యం. మీరు మీ నిద్ర యొక్క సాధారణ శైలిని అంచనా వేయడానికి ఒక సాధారణ పరికరాన్ని కోరుకుంటున్నారా లేదా మీ నిద్ర యొక్క మరింత ఖచ్చితమైన విశ్లేషణను కోరుకుంటున్నారా? మీరు మీ నిద్రను మెరుగుపరచడానికి ఏ అంశాలను లక్ష్యంగా చేసుకోవాలనుకుంటున్నారు?

అవసరమైతే స్వీయ-కరుణ మరియు వృత్తిపరమైన సహాయాన్ని కోరడం యొక్క ప్రాముఖ్యత

స్వీయ-కరుణ మరియు వృత్తిపరమైన సహాయం అనేవి మన ఆరోగ్యం మరియు శ్రేయస్సు కోసం చాలా ముఖ్యమైనవి. మనం తప్పులు చేస్తే లేదా మనం ఒత్తిడిలో ఉంటే మనం మనను తాము క్షమించుకోవడం ముఖ్యం. మనం వృత్తిపరమైన సహాయం తీసుకోవడానికి కూడా సిద్ధంగా ఉండాలి, మనం దానిని అవసరం అని భావిస్తే.

స్వీయ-కరుణ

స్వీయ-కరుణ అనేది మనం తప్పులు చేసినప్పుడు మనం మనను తాము క్షమించుకోవడం మరియు మనం నిరాశగా లేదా అసమర్థులని భావించినప్పుడు మనల్ని మనం ప్రేమించడం. ఇది మన ఆత్మవిశ్వాసాన్ని మెరుగుపరచడంలో మరియు మనం మరింత బలంగా మరియు సహనంతో మారడంలో సహాయపడుతుంది.

స్వీయ-కరుణను అభివృద్ధి చేయడానికి కొన్ని మార్గాలు ఇక్కడ ఉన్నాయి:

మీరు తప్పు చేసినప్పుడు మీరు ఎలా భావిస్తున్నారో గుర్తించండి. మీరు నిరాశగా, అసమర్థంగా లేదా సిగ్గుపడుతున్నారా?

మీరు తప్పు చేసినప్పటికీ, మీరు ఇప్పటికీ విలువైన వ్యక్తి అని గుర్తుంచుకోండి. మీరు ఒకే వ్యక్తి, మీరు తప్పులు చేస్తారు.

మీరు ఒకరినైనా క్షమించగలరని ఊహించుకోండి. మీరు మీ తప్పును క్షమించగలరా?

- మీరు తప్పు చేసినప్పుడు మీరు ఏమి నేర్చుకున్నారో గుర్తుంచుకోండి. ఇది మీరు మరింత మంచి వ్యక్తిగా మారడంలో సహాయపడుతుందా?

వృత్తిపరమైన సహాయం

మనం తీవ్రమైన మానసిక ఆరోగ్య సమస్యలను ఎదుర్కొంటున్నప్పుడు, వృత్తిపరమైన సహాయం తీసుకోవడం చాలా ముఖ్యం. వైద్యుడు, మానసిక ఆరోగ్య నిపుణుడు లేదా మానసిక ఆరోగ్య సహాయక వృత్తిపరులు మనకు మన సమస్యలను అధిగమించడంలో సహాయపడగలరు.

మనం వృత్తిపరమైన సహాయం తీసుకోవడానికి కొన్ని కారణాలు ఇక్కడ ఉన్నాయి:

- మనం తీవ్రమైన మానసిక ఆరోగ్య సమస్యలను ఎదుర్కొంటున్నాము.
- మనం మన సమస్యలను స్వయంగా అధిగమించలేకపోతున్నాము.
- మనకు మద్ధతు మరియు మార్గదర్శకత్వం అవసరం.